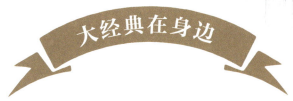

大经典在身边

能量密码

上班族的身心调养书

罗云涛　主编

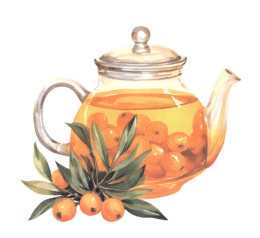

内蒙古科学技术出版社

图书在版编目（CIP）数据

能量密码：上班族的身心调养书 / 罗云涛主编 .
赤峰：内蒙古科学技术出版社，2025. 3. --（大经典在
身边）. -- ISBN 978-7-5380-3855-2

Ⅰ. R395.6

中国国家版本馆 CIP 数据核字第 2025JW8220 号

能量密码——上班族的身心调养书

主　　编：罗云涛

组织策划：梁　旭　季文波

责任编辑：梁　旭　马洪利

装帧设计：深圳市弘艺文化运营有限公司

出版发行：内蒙古科学技术出版社

地　　址：赤峰市红山区哈达街南一段 4 号

邮购电话：0476-5888970　6980897

印　　刷：天津画中画印刷有限公司

字　　数：252 千

开　　本：710mm × 1000mm　1/16

印　　张：14

版　　次：2025 年 3 月第 1 版

印　　次：2025 年 3 月第 1 次印刷

书　　号：ISBN 978-7-5380-3855-2

定　　价：58.00 元

前 言 PREFACE

　　上班族作为推动社会发展的重要力量，往往承担着繁重的工作任务，面对着复杂的人际交往，每天紧张地忙碌着。然而，在这忙碌的背后，却隐藏着一个不容忽视的问题——亚健康。长时间的工作压力、不规律的作息、缺乏运动等，都给上班族的身心健康带来了前所未有的挑战。

　　失眠、头痛、焦虑、烦躁……这些常见的亚健康问题，如同无形的枷锁，束缚着上班族的身心。每当夜深人静，你是否还在为失眠而烦恼，辗转反侧难以入睡？面对繁重的工作，你是否经常感到头痛欲裂，思维变得迟钝？在压力之下，你是否感到焦虑不安，情绪如同过山车般起伏不定？

　　别怕！你手中的这本《能量密码——上班族的身心调养书》，正是你摆脱亚健康困扰的秘籍。在这里，你将找到应对失眠、头痛、焦虑、烦躁等问题的有效方法。无论是调整作息、改善饮食和其他生活习惯，还是进行简单的拉伸运动，都能让你的身心得到放松和恢复。

本书还为上班族量身定制了办公室养生茶，制作简便，具有多种功效。例如安神茶，不仅能养心安神、润肠通便，还能帮助你改善睡眠质量。在忙碌的工作间隙，泡上一杯温热的茶，让茶香四溢，仿佛置身于宁静的森林之中，可让疲惫的心灵得到片刻的安宁。

对于长时间开会及打电话、久坐不动者，我们为你准备了一系列适合在办公室做的拉伸运动。无论是简单的颈部转动、肩部放松，还是腿部伸展、腰部扭转，都能让你在忙碌的工作中感受到片刻的放松和舒适。

此外，针对不同体质的上班族，我们还提供了个性化的养生保健方法。无论你是阳虚体质、阴虚体质，还是气虚体质、湿热体质，都能在这里找到适合自己的养生之道。通过合理的饮食调理、适量的运动锻炼，让你的身体达到最佳状态，远离亚健康的困扰。

亲爱的上班族，让我们一起翻开这本《能量密码——上班族的身心调养书》，用智慧和坚持，为自己打造健康、快乐、充满活力的生活吧！让亚健康成为过去式，让健康和幸福成为我们永恒的追求！

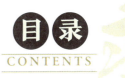

目 录
CONTENTS

第一章　上班族，饱受亚健康困扰的人群

第二章　应对常见亚健康问题有妙招

第三章 日常饮食调理，保持健康体质

第四章　适合办公室做的拉伸动作

第五章　不同体质的养生保健方法

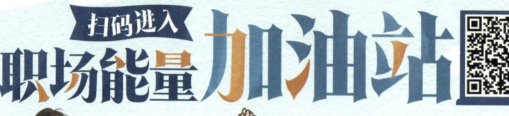

扫码进入
职场能量加油站

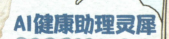

AI健康助理灵犀

随时在线，
权威解答更放心。

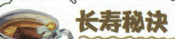

长寿秘诀

大家讲座，
面面俱到干货多。

控糖食谱

花式搭配，
科学控糖不挨饿。

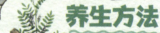

养生方法

中医调养，
助你远离亚健康。

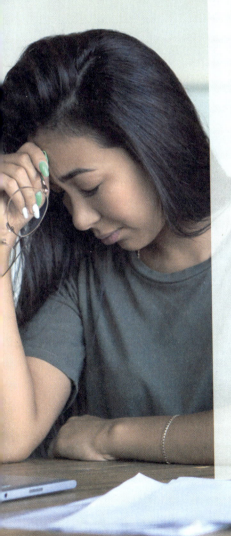

第一章

上班族，
饱受亚健康困扰的人群

亚健康，虽不直接等同于某种明确的疾病，但其带来的种种不适，如持续的疲劳感、记忆力减退、情绪波动大、睡眠障碍等，已严重影响到上班族的工作效率、生活质量乃至心理健康。对于饱受亚健康困扰的上班族而言，认识并重视亚健康状态，采取积极有效的措施进行干预和调整，不仅是对自身健康负责，也有利于保障生活品质和工作效率。

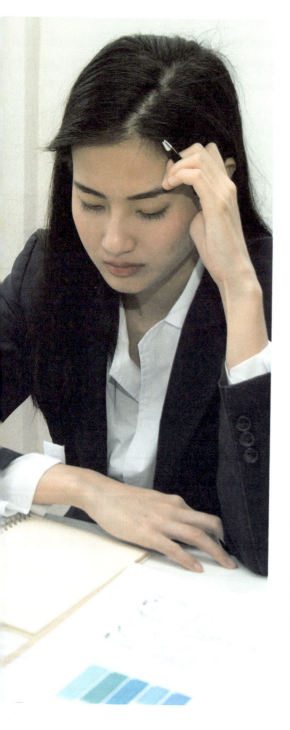

什么是亚健康

亚健康,是一种处于健康与疾病之间的微妙生理状态,世界卫生组织特别将其命名为"第三状态"。在这一状态下,个体的身体机能并未出现明显的疾病迹象,即便在高级别的医疗机构经过全面且细致的系统检查,也难以诊断出具体的疾病。然而,这些个体却真实地感受到身体与心理上的多重不适,他们对外界环境的适应能力也出现了不同程度的减弱。

这类人群在身心与情感层面上,仿佛徘徊于健康与疾病的模糊地带,处于一种质量较低的健康状态。他们可能会频繁体验到疲劳、情绪波动(如烦躁与紧张)、睡眠障碍(如失眠)、精神萎靡、食欲不振、免疫力下降(如易感冒)以及体力不支(如稍动即累)等症状。尽管这些症状确实存在且令人困扰,但它们并未达到医学诊断中疾病的明确标准,因此难以给予一个确切的疾病名称。

◆ 亚健康的分类

亚健康的表现形式多样，涵盖了身体、心理及社会适应能力等多个层面。为了更好地理解和应对亚健康，我们可以将其大致分为以下几类：

躯体亚健康　这类亚健康状态主要体现在身体功能上，个体可能没有明显的或确诊的疾病，但常有诸如疲劳乏力、肌肉酸痛、消化不良、睡眠障碍（如失眠或多梦）、频繁感冒等身体不适症状。这些症状虽不足以构成疾病的诊断条件，却显著影响了日常的生活质量和工作效率，是躯体亚健康的主要特征。

心理亚健康　心理亚健康更多地体现在情绪、认知和行为上。个体可能经历着持续的焦虑、烦躁、易怒、注意力不集中、记忆力减退等问题。这些心理状态不仅影响个体的情绪稳定，还可能进一步干扰其社会交往、工作表现和日常生活。

社会适应亚健康　社会适应亚健康是指个体在社会环境中出现的适应性障碍。包括人际关系紧张、社交回避、工作学习压力大、对新环境的适应能力减弱等。这类亚健康状态不仅关乎个体的心理健康，也直接影响到其社会功能的发挥，可能导致社交孤立、职业发展受阻等问题。

复合型亚健康　许多个体可能同时面临几种类型的亚健康状态，形成复合型亚健康。这种情况下，个体的身心健康及社会适应能力均受到不同程度的挑战，需要更加全面和细致的干预与调整。

◆ 亚健康的十大典型表现

1. 持续疲劳

即使经过充足的休息，个体仍感到身体和精神上的持续疲劳，难以恢复活力。

2. 睡眠障碍

表现为失眠、多梦或早醒，睡眠质量差，导致白天精神不振，影响工作和学习效率。

3. 情绪波动

情绪易变，可能经历持续的焦虑、烦躁或易怒等，影响人际关系和社会功能。

4. 记忆力减退

注意力不集中，记忆力下降，难以有效处理信息和学习新知识。

5. 消化不良

食欲不振，胃部不适，可能出现便秘、腹泻或胃痛等症状，影响营养吸收和身体健康。

6. 肌肉骨骼疼痛

无明显外伤的情况下，身体多处肌肉或骨骼出现疼痛、僵硬或不适感。

7.免疫力下降

容易感冒，对疾病的抵抗力减弱，康复速度变慢。

8.皮肤问题

皮肤干燥、瘙痒、过敏或出现痘痘、色斑等，预示体内代谢和排毒功能可能存在问题。

9.呼吸不畅

经常感到胸闷、气短，可能伴有轻微的呼吸困难，影响运动能力和生活质量。

10.社会适应障碍

人际关系紧张，社交回避，对新环境或新挑战的适应能力减弱，影响个人成长和社会融入。

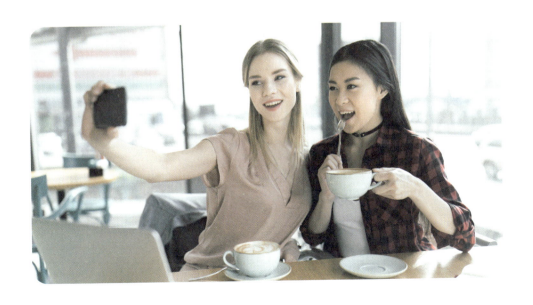

亚健康的原因及危害

◆ 引发亚健康的五大因素

1. 膳食不合理

许多上班族由于工作繁忙，经常以快餐、外卖等作为日常饮食，这些食物往往营养不均衡，高热量、高脂肪、高盐分，而且缺乏必要的维生素、矿物质和膳食纤维。长期摄入这样的食物，不仅会导致体重超标，还可能引发一系列健康问题，如心血管疾病、糖尿病等。

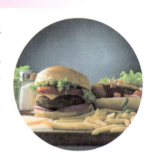

2. 睡眠不足

上班族常常加班、熬夜，导致睡眠不足。这会影响身体的恢复，削弱免疫力，增加患病风险。同时，长期睡眠不足还会影响精神状态和工作效率。

3. 工作压力大

上班族在职场中常常面临激烈的竞争和业绩压力，长期处于高压状态容易导致焦虑、烦躁等心理问题。这些问题不仅会影响情绪稳定，还可能引发身体不适，如头痛、失眠、心悸等。

4. 缺乏运动

长时间坐在电脑前工作，缺乏必要的运动，使得上班族的身体机能逐渐下降，新陈代谢缓慢，容易引发肥胖、颈椎病、腰椎病等现代职业病。

5.环境因素

上班族的工作环境往往离不开电脑和其他电子设备，长时间在这样的环境下工作，可能引发头痛、视力下降等问题。此外，空气污染、汽车尾气污染等环境因素也可能对上班族的健康造成影响。

◆亚健康有哪些危害

降低生活质量

身心处于亚健康状态，常会诱发失眠，注意力难以集中，容易感到紧张等。这些问题会进一步影响学习和工作效率，使得人际关系变得紧张，让人难以体会到幸福感，从而导致生活质量大幅下降。

个体长期处于亚健康状态，其外在常表现为整日情绪低落、缺乏活力。这种状态持续久了，可能会逐渐表现为冷漠、无助感、孤独感及空虚感等，最终导致工作能力下降，并有可能进一步演变为抑郁症。

影响心理健康

导致多种疾病出现

亚健康还是诸多疾病的温床，如频繁失眠、腰酸背痛及尿频等问题，若不及时调整，身体将陷入全面崩溃的边缘，而生理上的不适反过来会加剧心理负担，形成恶性循环，进一步加重亚健康状态。

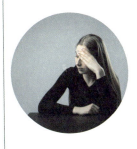

长期处于亚健康状态，会使大脑与身体持续处于紧绷状态，造成深度疲劳，表现为记忆力衰退、注意力涣散、睡眠质量差以及身体各部位的疼痛与功能障碍，严重影响身体健康。

透支精力、体力

3分钟亚健康自测表

请对照以下亚健康自我评估表格，看看自己能获得多少分。如果累积总分超过30分，这是健康预警信号；如果总分超过50分，则需前往医院寻求专业医生的帮助，或者给自己放个假，好好休息，放松身心。

	项目	评分
1	早上起床的时候，经常掉落很多头发	5分
2	有时感到心情抑郁，会对着窗外发呆	3分
3	最近经常出现这种情况：昨天计划要做的事情，今天怎么也想不起来了	10分
4	非常讨厌工作，一点儿也不想走进办公室	5分
5	工作效率下降，经常被领导批评	5分
6	刚工作一会儿，就感觉胸闷气短、身体疲倦	10分
7	工作情绪总是很低，明明火气很大，却没有精力发作	5分
8	不想面对同事和上司，有自闭症倾向	5分
9	每顿进食很少，即使是自己喜欢的菜也食之无味，排除天气因素影响	5分
10	只想早点离开办公室，回家躺在床上休息	5分
11	对噪声和污染异常敏感，比一般人更希望去安静的地方休养身心	5分
12	不像以前一样喜欢参与朋友聚会，有种勉强应酬的感觉	5分
13	晚上总是睡不着，即使睡着了也会做梦或者惊醒，睡眠质量不高	10分
14	体重明显下降，早上起来发现眼眶深陷、下巴突出	10分
15	开始出现脱发、斑秃、早秃现象	10分
16	去洗手间的次数明显增加	5分
17	记忆力衰退，经常忘记事情	5分
18	注意力经常分散，难以集中	5分
19	经常烦躁、易怒，排除女性生理期	5分
20	总是莫名其妙出现心虚、紧张、眩晕、出汗等症状	10分

注：上面表格内容描绘了身体处于亚健康状态时的一些明显迹象，但是，我们不应过度地将这些症状套用到自己身上。若是症状轻微，完全可以依靠自我调节来改善。维持积极乐观的心态很重要，因为一颗充满阳光的心，足以驱散我们一半的烦恼。

远离亚健康的方法

1. 均衡饮食

确保日常饮食中摄入足够的蔬菜、水果、全谷物和优质蛋白质，减少高糖、高盐、高脂肪食物的摄入。合理搭配各类营养素，有助于提升身体免疫力，减少疾病风险。

2. 规律运动

根据自身情况制订合适的运动计划，如每周至少150分钟的中等强度有氧运动，结合力量训练，可以增强心肺功能，改善肌肉力量与耐力，同时也有助于调节心理状态，减轻压力。

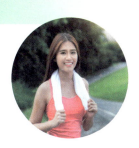

3. 保持充足睡眠

建议成年人每晚 7~9 小时睡眠，保持规律的睡眠习惯。创造一个安静、舒适的睡眠环境，有助于提升睡眠质量，促进身心健康。

4. 学会管理情绪

适时进行放松训练，如冥想、瑜伽或深呼吸练习，可以有效缓解压力，提升心理韧性。积极参加社交活动，与家人朋友进行良好沟通，也是维护心理健康的重要途径。

5. 定期体检

定期体检是预防疾病的有效手段。通过专业医疗检查，及时发现并处理潜在的健康问题，可以有效阻止小问题演变成大问题，使身体处于最佳状态。

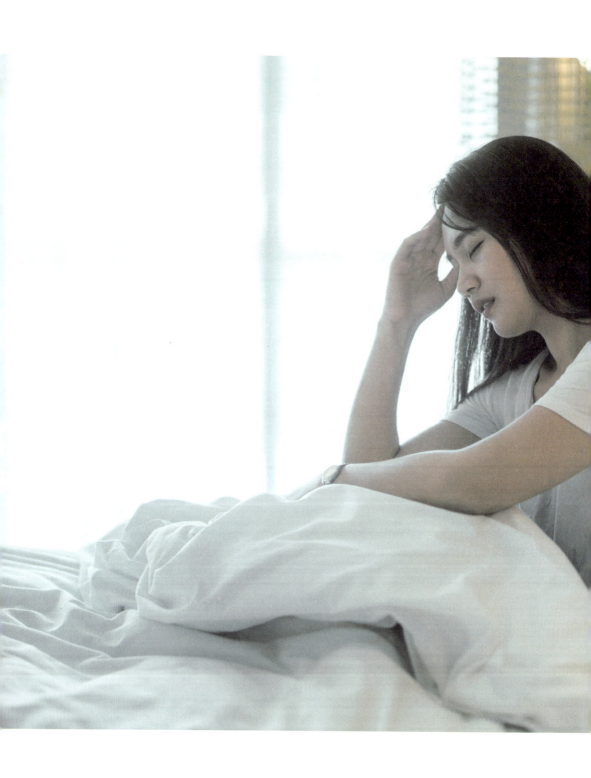

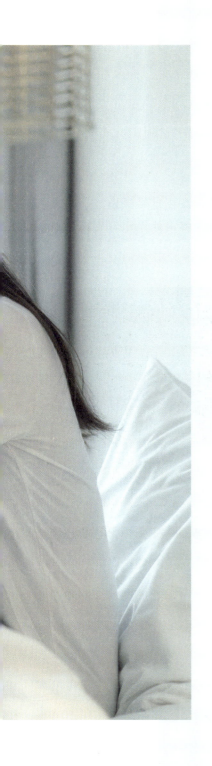

第二章

应对常见亚健康问题有妙招

　　头痛、失眠、胸闷、便秘……这些看似不起眼的亚健康问题，却在日复一日中侵蚀着我们的活力与幸福感。本章将带您探索如何运用科学的方法，将这些常见的亚健康问题一一击破，实现身心的全面复苏。

扫码查看

★ AI健康助理
★ 长 寿 秘 诀
★ 控 糖 食 谱
★ 养 生 方 法

神经及精神问题

◆经常失眠

失眠，指个体难以入睡或难以维持稳定的睡眠状态，进而造成睡眠不足，在医学上也称为"入睡与持续睡眠障碍"。

具体表现：由于身体健康状况欠佳、身体感觉不适、生物钟被打乱、睡眠环境不理想等原因，导致睡眠断断续续，也可能在深夜过早醒来，且醒来后难以再次入睡。这些状况造成睡眠时间严重不足，进而使人在白天感到全身无力，充满倦怠感。

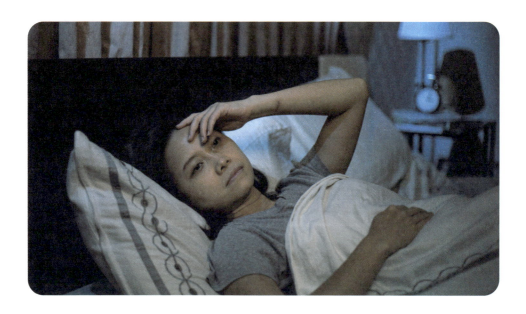

缓解失眠的小妙招

1. 用冰袋给大脑降温，冷静一下

当心情烦躁、思绪万千而难以入眠时，尝试让思绪平静下来，给大脑"降降温"。通常，给额头适度降温能有效促进睡眠，这是因为此举能降低大脑额叶的活跃度，帮助人更快进入梦乡。

可以自制一个红豆冰袋，给大脑降温。红豆的含水量约为 15%，放入冰箱冷却后最佳保冷效果可维持 20 ～ 30 分钟。

制作方法： 将红豆装入塑料袋或保鲜袋，注意留出一定空间，以便红豆膨胀和冷冻。把装有红豆的袋子放入冰箱冷冻数小时，直至红豆完全结冰。如果想缩短时间，可以先将红豆与冰块混合后再冷冻。在使用前，确保红豆冰袋已经完全结冰且没有漏水。

用法： 在睡前 30 分钟左右，使用红豆冰袋。将红豆冰袋用薄手帕或毛巾包裹，以避免直接接触皮肤造成不适。然后将冰袋放在额头或后脑勺上，这两个位置都能有效帮助降低大脑活跃度。根据个人情况，可适当调整冰袋的位置和包裹的厚度，以达到最佳舒适度和降温效果。在冰袋的帮助下，尝试深呼吸、冥想、听轻音乐等方法，能进一步促进睡眠。

注意事项：

①避免使用时间过长。虽然低温有助于降低大脑活跃度，但过度冷却可能导致不适或影响睡眠质量。

②由于每个人的体质和睡眠需求不同，红豆冰袋的效果可能会因人而异。如果在使用过程中感到不适或效果不佳，请及时调整或尝试其他助眠方法。

③红豆冰袋在多次使用后可能会逐渐失去保冷效果，建议定期更换。

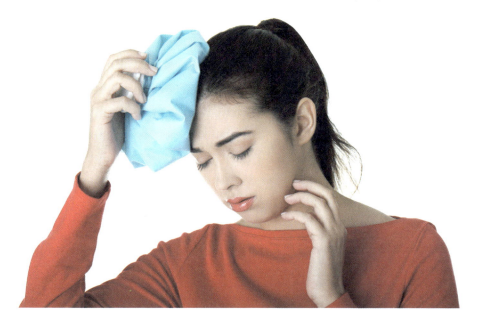

2. 听纾压音乐，放松身心

睡前放松身心，有利于睡眠。而听纾压音乐，是一种既自然又有效的途径。睡前适合听节奏慢、无歌词的音乐。原因在于，当我们的耳朵捕捉到歌词时，大脑的语言中枢神经会立即被激活，引发思考活动，甚至产生情绪上的共鸣，这样的刺激往往让人难以平息思绪，从而影响睡眠。而无歌词的音乐，尤其是那些模仿大自然声音的音乐，更能引导我们进入一种宁静平和的状态。这类音乐通常节奏缓慢，能与我们的呼吸自然而然地同步。当音乐的节奏放缓，我们的呼吸也会随之变得平稳而深长，这种同步效应有助于放松身心。

大自然音乐之所以成为纾压音乐的主流，得益于它们蕴含的"1/f 波动"。这是一种在自然界中广泛存在的特殊波动形式，它在无序与有序之间维持着一种微妙的平衡。海浪轻轻拍打岸边的声音、溪流潺潺流动的旋律、夜晚虫鸣的交响、细雨绵绵的低语，甚至是人体心脏跳动的节奏，都是"1/f 波动"的生动体现。当人们聆听这些声音时，会感到一种难以言喻的舒适与宁静，仿佛与大自然融为一体，心灵得到了真正的抚慰与疗愈。

除了聆听大自然的声音，一些广受欢迎的古典乐曲同样具有明显的舒缓效果。如舒伯特的《摇篮曲》、德彪西的《月光》等，这些经典的音乐作品，能帮助我们整理思绪，平复心情，引领我们进入睡眠状态。

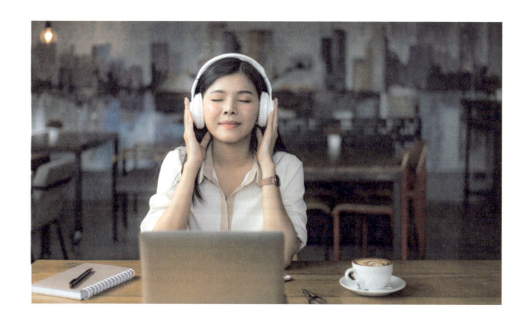

3. 用"嗯"声放松法，避免胡思乱想

上床睡觉却无法停止思考，脑海中如同放映机般不断回放着白天发生的事情，或是忧虑着未来而无法入睡时，不妨尝试一种由瑜伽蜂鸣式呼吸法改良的自救方法——"嗯"声放松法。

操作方法

①闭上眼睛，让自己完全沉浸在夜晚的宁静之中。

②用食指轻轻塞住双耳，这个动作不仅物理上隔绝了外界噪声，更在心理上营造了一种私密、安全的氛围。

③通过鼻子缓慢地呼气，同时，轻声在心里发出"嗯"的声音。

实践要点

①用鼻子呼气的同时，发出"嗯"的声音，这个过程要自然流畅，避免用力过猛。想象这声音从心底缓缓升起，经过喉咙，最终消散在空气中，带走所有的烦恼和忧虑。

②在发声的同时，要有意识地放松全身肌肉，从脚尖到头顶，每一寸肌肤，每一个关节，都随着呼吸的节奏逐渐松弛下来。

③建议持续练习 1 分钟，在此期间保持呼吸均匀和声音平稳。当手指从耳朵上移开时，往往会感到一种前所未有的宁静和空明感，仿佛整个世界都安静了下来。

小贴士：

①这个方法适合在独自一人的环境中练习，以保证不受干扰。

②如果与他人同住，无法发出声音，可改为在心里默默重复"嗯"的声音，同样能达到放松的效果。

4. 睡前转移注意力放松法

首先，尝试放松下巴，这是开启全身放松的第一步。随后，转用腹部呼吸，这种呼吸方式能让气息深入肺底部，带动腹部起伏，使身心放松。

接下来，将注意力转向眼睛，那些因长时间盯着电脑屏幕或手机屏幕而过度使用的眼外肌，正等着被温柔以待。放松眼球深处的总肌腱环，即那些控制眼球运动的肌肉束，能使眼部进入松弛状态。

随后，将注意力转移至双脚，仔细感受每一个脚趾、每一寸肌肤的状态，随着力气的释放，一股股温暖或酥麻的感觉开始蔓延，仿佛温暖的绸缎在皮肤上缓缓铺开。这种放松感逐渐向上攀爬，穿过小腿、大腿，带来一种难以言喻的轻松愉悦感。随着呼吸的节奏，放松感继续渗透至腹部、胸部、背部，直至整个上半身都沉浸在一片宁静之中。

当放松感最终抵达双手，你可能会感受到其与床面之间似乎有了一种微妙的连接，温暖与酥麻交织，是释放的信号，也是安睡的序曲。继续向上，颈部周围也开始感受到这份宁静，就在这种全方位的放松中，或许你已在不知不觉中进入了梦乡。

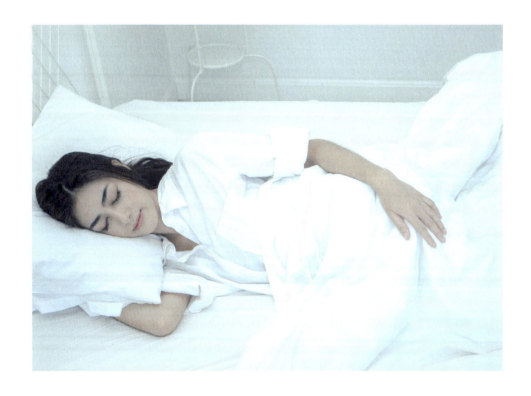

5. 掌握正确的睡眠姿势

睡眠姿势大体可分为俯卧、仰卧和侧卧三种。有统计资料显示，人们采用最多的睡眠姿势是仰卧，占比高达60%；其次是侧卧，占35%；而俯卧则相对较少，仅占5%。

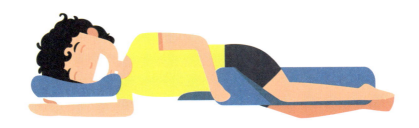

双腿微屈右侧卧

从睡眠健康的角度来看，双腿微屈右侧卧的睡眠姿势被视为最佳选择。这种姿势能促使全身肌肉放松，为肌肉组织提供充足的休息机会，从而有效消除疲劳。这是因为，心脏位于胸腔内偏左的位置，右侧卧时心脏受压较小，有助于减轻其工作负担，确保血液顺畅排出。此外，胃肠道的开口，如胃通向十二指肠以及小肠通向大肠的口均朝向右侧，这种姿势有利于食物在胃肠道内顺利运行。肝脏位于右上腹部，右侧卧时，肝脏处于较低位置，这有利于增加肝脏的血液供应，而充足的血液供应对于食物的消化、体内营养物质的代谢等均有裨益，有助于维护肝脏组织的健康。

从生理学的角度分析，右侧卧同样具有显著优势。右侧卧时，右肺的空气吸入量占全肺的59%，右肺的循环血量占全肺的68%。相比之下，左侧卧时左肺的空气吸入量和循环血量分别仅为38%和57%。值得注意的是，右侧卧时空气吸入量与血流量所占百分比之间的差距较小（相差9%），而左侧卧时这一差距则较大（相差19%）。由于人体的氧气输送依靠血液中的红细胞，因此右侧卧在氧气供应效率上优于左侧卧。

当然，选择右侧卧时也需注意一些细节，如枕头的高度应适中，不宜过低，以免给颈部带来不适。

6. 不勉强自己入睡，有困意再上床

首先，我们需要认识到睡眠是一个自然而然的过程，不应强迫或急于求成。每个人的身体都有其独特的睡眠节奏和需求，勉强自己入睡往往会适得其反，导致更加清醒和焦虑。

为了改善睡眠质量，我们应该努力在身体和床铺之间建立起一种正向的、条件反射式的联系。这意味着，只有当真正感到困倦时，才应该上床休息。这样做有助于强化"床是睡觉的地方"这一认知，纠正在床上进行非睡眠活动（如看手机、工作等）的习惯，从而提高睡眠的效率和质量。

如果你发现自己躺在床上超过 30 分钟仍无法入睡，不必过分焦虑。与其在床上辗转反侧，不如起身到另一个房间进行放松练习，如深呼吸、冥想或瑜伽等。当困意袭来时，回到床上，你会发现入睡变得更加自然和轻松。

平时，我们也可以调整和优化睡前习惯，以帮助我们更快入睡。

①规律睡眠：每天尽量在固定的时间上床和起床，即使在周末也不例外，以帮助调整身体的生物钟。

②创造有利于睡眠的环境：确保卧室安静、黑暗，并配备舒适的床上用品。

③晚间减少咖啡因和酒精摄入：这些物质会干扰睡眠周期，导致难以入睡或睡眠质量下降。

④进行放松活动：深呼吸、冥想、瑜伽或阅读纸质书籍，这些都有助于减轻压力，促进身心放松。

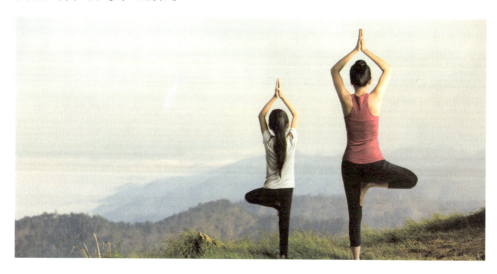

7. 睡前动一动，放松身心

（1）睡前1分钟，好眠舒展法

原理：通过舒展身体来缓解背部肌肉僵硬的情况，从而达到消除疲劳的效果。

操作方法：

①将浴巾对折4次，卷成直径约10厘米的圆柱形。如果有现成的靠垫或者瑜伽柱，可以直接用它们来代替。

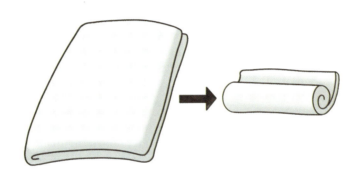

②仰卧在床上，将卷好的浴巾纵向放置，使其紧贴脊椎下方，头部自然靠在床上。如果颈部感到不适，可以适当减少浴巾厚度。随后，深吸一口气，准备进入放松状态。

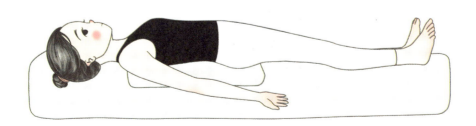

③保持仰卧姿势不变，将双臂横向展开，随后弯曲手肘，以手肘为中心，向外缓缓转动手臂，做 20 次圆周运动。

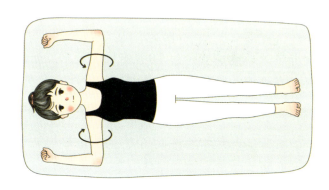

④双手掌心朝上，自然地平放在身体两侧，闭上双眼做 10 次深呼吸。每次呼气时，尝试在脑海中想象身体逐渐变得轻盈，仿佛每一寸肌肤都随着呼吸深入床垫之中。如果时间允许，可持续做约 5 分钟。

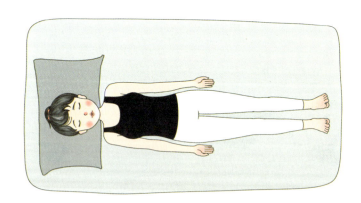

⑤移除浴巾之后，你会感到背部与床垫之间仿佛有种微妙的贴合感，就像背部被床垫温柔地吸附住一般。在这种全身彻底放松的状态下，可安心进入梦乡。

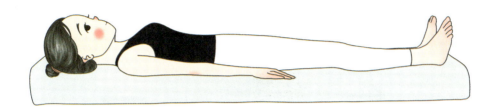

（2）毛巾舒展身心法

原理：过重的心理负担和长期缺乏运动会导致身体肌肉变得僵硬，特别是肩胛骨周围的肌肉，从而影响睡眠。毛巾舒展身心法，只需简单三步，就能有效促进全身血液循环，使身心得到放松，有助于睡眠。

操作方法：

①自然站立，双脚分开至与肩膀同宽。双手握住毛巾两端抬高，在呼气的同时，缓缓地向左右两侧反复倾斜身体。

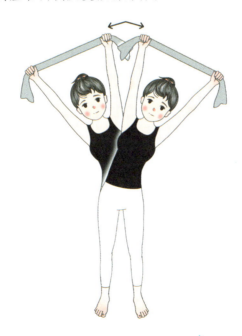

②双手紧握毛巾两端并高举过头，随后弯曲手肘，让毛巾自然从背后垂下。接着，向左右两侧用力拉扯毛巾约 10 秒，让肩胛骨向身体中心聚拢。

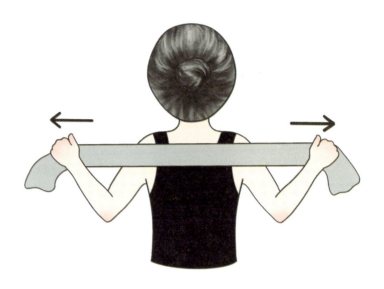

③仰卧状态下，把毛巾放在右脚底的脚弓处，双手分别抓住毛巾两端，然后脚用力向天花板方向蹬毛巾。接着，边伸展脚，边将毛巾缓缓拉向身体。换左脚重复动作。

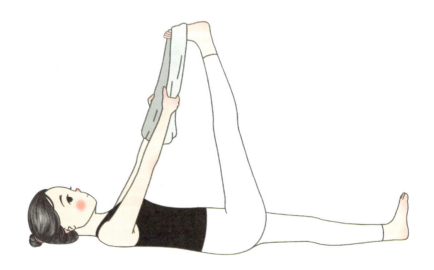

（3）渐进式肌肉放松法

原理：首先用力让身体的各个部位紧张，然后突然完全放松。重复这一动作，可以使全身肌肉得到放松，这种方法在医疗领域也经常被采用。

操作方法：

①双肩用力向上提起，直至它们几乎触碰到耳朵的位置，然后突然之间完全释放掉所有的力气，让肩膀自然下沉。

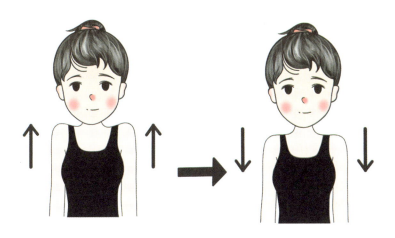

②双手紧握成拳，手肘弯曲，同时双臂用力向腋下夹紧。随后，一下子释放掉所有的力气，就像提线木偶的线被突然剪断一样，让肩膀和头部猛然间放松下垂，整个人呈现出一种微微驼背的姿态。

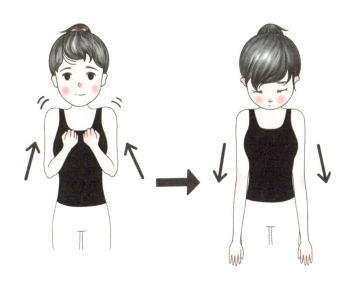

③双脚抬起与地面保持平行，脚趾直指天花板。接着，仿佛要将后脚跟用力推向远方一般，臀部也同步发力。然后，突然间释放掉所有的力气，让身体回归放松状态。

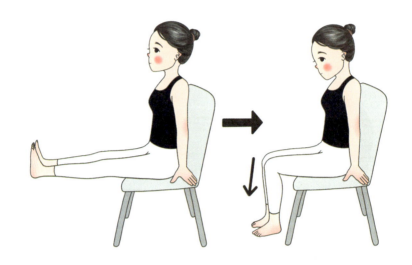

④调动全身的力量，包括双臂、双腿、胸部、头部以及面部，全部用力紧绷。紧接着，猛然间释放掉所有的力气，让全身回归松弛状态。

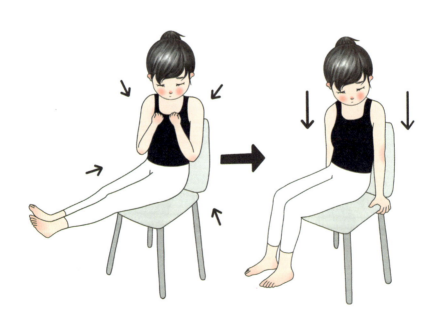

8. 生活不规律，采用定锚睡眠法

定锚睡眠法，是调节生理节奏、减轻不规律生活影响的有效手段。定锚，顾名思义，就像在航海中下锚稳定船只一样，通过在固定的时间段睡足必要睡眠时间的一半，为身体设定一个稳定的"生理锚点"。假设个人理想的睡眠时长为7小时，那么可以每天选择一个固定的时间段，确保至少睡足3.5小时，剩余的3.5小时则根据个人实际情况灵活安排。需要注意的是，应将这固定的核心睡眠时间设定在生理机能最为活跃的时段，如凌晨0点至4点，以最大限度地抑制身体机能下降。

此外，定锚饮食法作为定锚睡眠法的补充，通过固定早中晚的进食时间，进一步巩固身体的生理规律。两者结合使用，能减轻忙碌与不规律生活对身体造成的伤害。

然而，定锚睡眠法虽好，却不宜长期实施，以免对身体造成额外负担。一般来说，其应用时间不宜超过两周，且应尽可能在条件允许的情况下拉长核心睡眠时间，并逐步恢复到更为自然和健康的睡眠模式。毕竟，真正的健康，源自对身体的尊重与呵护，而非短期的权宜之计。

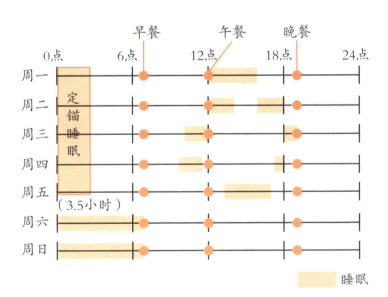

9. 怎么消除熬夜对睡眠的影响

科学研究表明，从起床算起，连续工作超过 17 小时后，工作效率会急剧下降，其影响程度相当于血液中酒精含量为 0.05%，这无疑会严重影响你的判断力和执行力。

假设你早上 6 点起床，那么到了晚上 11 点左右，你的大脑就已经处于微醺状态，工作效率和专注力都会大幅下降。此时，不妨顺应身体的自然需求，先睡个 90 分钟的短觉。这个时间长度恰好是一个完整的睡眠周期，能有效缓解大脑疲劳。如果时间允许，比如你原计划加班 8 小时，但已经工作了 6 小时，现在是凌晨 1 点，那么不妨先睡到凌晨 4 点，然后再起来继续工作。

为了避免在过于舒适的环境中难以醒来，你可以选择躺在沙发上小憩，而不是直接上床。同时，不必完全关灯，用眼罩或手帕轻轻遮挡光线，创造一个既安静又不太暗的环境。

小睡之后，记得通过一些简单的活动来唤醒自己，比如去窗边吹吹冷风、做做伸展运动，彻底赶走残留的睡意。如果之后工作中再次感到困倦，不妨尝试坐在椅子上小睡 15 分钟，这种方法虽然不如躺着睡效果好，但也能在一定程度上恢复精力。

此外，熬夜切忌依赖咖啡因来强行提神，否则可能会适得其反。正确的做法是及时补充水分和营养，比如喝一碗热粥、一杯热牛奶或肉骨头汤，食用富含镁的蔬菜和水果，这些食物都能帮助你缓解疲劳、保持清醒。但切记，不要吃甜食，以免血糖波动影响精力水平。

10. 怎么消除时差对睡眠的影响

哈佛大学研究表明，利用早餐前的空腹时间重置生理时钟有助于消除时差。具体来说，如果在抵达目的地后的 16 个小时内不进食，然后享用一顿丰盛的早餐，就能有效调整时差。这一方法的原理是：长时间的空腹会使身体认为新的一天已经开始，从而促使生理时钟"重置"。当然，对于大多数人而言，长时间的空腹可能难以忍受，因此在飞行途中调整睡眠习惯就显得尤为重要。

在飞机上，为尽量减少时差影响，建议前半段飞行时间尽量保持清醒，并控制睡眠时间在 1 ~ 2 小时以内。利用眼罩和耳机，结合座位上的"夜光"功能，营造出与目的地时间相符的昼夜环境，有助于提前适应新的时间节奏。同时，在飞行过程中尽量避免过度进食，以免加重身体的消化负担，影响睡眠质量。

抵达目的地后，首要任务是积累足够的睡意，以应对即将到来的夜晚。晚餐应选择简单易消化的食物，随后适当运动，如慢跑或散步，以促进身体新陈代谢，帮助身体更快地适应新环境。隔天早晨，务必抽出时间沐浴在阳光下，让自然光线进一步调整你的生物钟。

此外，饮食的选择也对调整时差有着不可忽视的作用。高蛋白食物能为你提供持久的能量，让你保持精神焕发；而高碳水化合物食物则可能让你感到昏昏欲睡，不利于时差调整。

如果时间允许，最好在出发前三天就开始逐步调整自己的睡眠时间。特别是凌晨 4 点（出发地时间）是调整生物钟的黄金时段。每天逐步改变睡眠习惯，每次调整 1 小时，这样当你到达目的地时，就能更加轻松地适应时差，从而充分享受旅行的每一刻。

◆频发头痛

头痛，是指头部疼痛，特别是集中在头颅上半部的各种疼痛现象。无论是西医还是中医，头痛都被细致地划分为多种类型，且每种类型在病因、临床表现以及治疗方法上都各有特点。

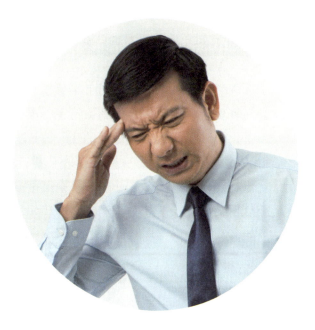

西医将头痛主要分为偏头痛、丛集性头痛、紧张性头痛、枕大神经痛、外伤性头痛以及高血压头痛等几大类别。

中医将头痛大致分为外感头痛与内伤头痛两大类。外感头痛进一步细分为风寒头痛、风热头痛、风湿头痛以及疫毒头痛。内伤头痛则涵盖了肝阳头痛、气虚头痛、血虚头痛、肾虚头痛、痰浊头痛以及瘀血头痛等多种类型。

缓解头痛的小妙招

1. 快速缓解头痛的 6 种方法

a. 冰袋冷敷

将冰块放于冰袋之中，或用软毛巾包裹，之后将其敷于疼痛区域。随着头部血管因冷敷而逐渐收缩，相关的头痛症状往往能得到一定程度的缓解。但是，此方法不适宜因外感风寒邪气而引发的头痛。

b. 睡觉休息

当偏头痛突然袭来时，找一个光线柔和且周围环境静谧的房间，让自己小憩片刻。一般而言，只需短短半小时的休息，偏头痛的症状便会有所减轻。

c. 按摩头部

以适当的力度按摩头部，能有效缓解偏头痛。其中，太阳穴是减轻偏头痛症状的关键穴位。你可以用食指对该穴位进行按压，或者用拳头在太阳穴至发际线的区域轻柔地做圆周运动按摩，以达到舒缓的效果。

d. 饮用绿茶

绿茶内含的有效成分在缓解偏头痛方面展现出一定的效用。因此，当偏头痛发作时，适量品尝绿茶或许是缓解症状的不错选择。

e. 静心冥想

瑜伽与冥想练习为治疗偏头痛提供了新颖的方法。患者可以参考瑜伽教学视频，在头痛来袭时，伴随轻柔的音乐闭目冥想，让自然界和谐悠扬的旋律帮助你暂时忘却疼痛之苦。

f. 头缠毛巾

当疼痛感袭来时，可以取一条毛巾或是柔软的布条，以适度的松紧度缠绕在太阳穴周边。这样的做法有助于限制血管过度扩张，从而达到减轻疼痛的效果。

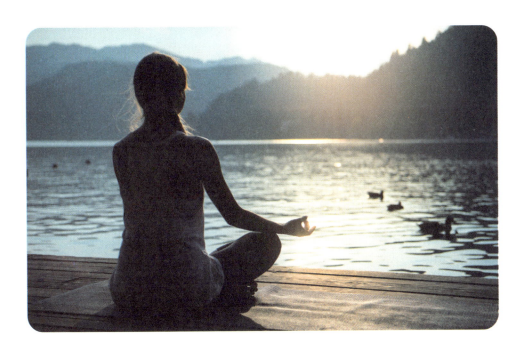

2. 养成良好的生活习惯，告别头痛

a. 分散压力，放松心情

当你经历焦虑、紧张情绪时，往往会遇到一种频繁且时而发作的头痛。这种紧张性头痛通常波及整个头部乃至颈部，很少局限于单侧。若能学会分散压力，适时穿插一些娱乐活动进行调节，有助于远离头痛的困扰。

b. 改善不良坐姿

因坐姿不当而导致头痛或加剧头痛的情况屡见不鲜。若能保持头部与身体大致呈直线状态，可以有效减轻身体各部分肌肉的疲劳感。长时间做某些习惯性动作，比如低头紧贴着键盘打字，或是将电话听筒夹在肩颈之间通话，往往会引发肌肉酸痛或头痛。对此，最佳的应对策略是定期变换姿势，大约每45分钟就安排3~5分钟的休息时间，即便是简单地在办公室内倒杯水、做些轻微的身体活动，也能起到很好的缓解作用。

c. 规律饮食，合理营养

不规律的饮食习惯，如延迟进餐，也可能成为头痛的诱因。建议规律饮食，并增加富含镁元素的食物摄入，如大豆、核桃以及海产品等，以帮助缓解头痛问题。

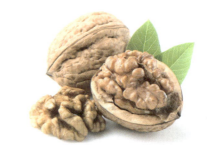

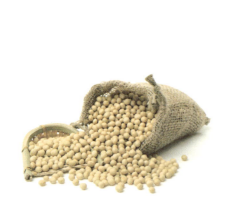

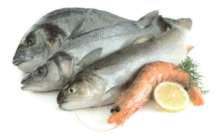

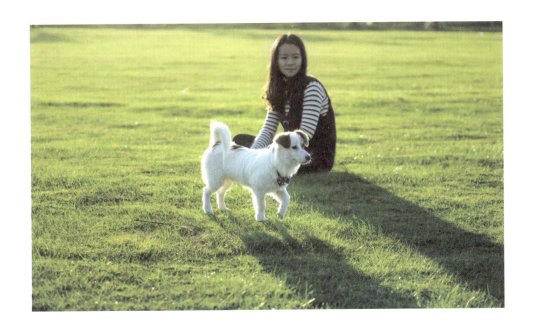

d. 勤开窗，让空气流动起来

在封闭的办公大楼内工作久了常会让人感到头痛，这很大程度上是因为室内缺乏流通的新鲜空气。为了改善空气质量，可以使用电子空气净化器或空气氧离子发生器。同时，适当开窗通风也是一个有效的方法。如果条件允许，到室外绿化区散步，呼吸新鲜空气，也有助于缓解头痛症状。

e. 不过度用眼，让眼睛放松

过度用眼，导致眼部疲劳，是引发头痛的一个常见原因。经常用眼者，建议每隔大约 1 小时做一次眼部护理。具体操作如下：首先，用食指、中指和无名指沿着下眼眶，从眼角向眼尾轻柔地按摩 1 分钟。接着，将拇指放在眼角，同样从眼角向眼尾轻轻按摩上眼睑，并在最后适当按压太阳穴，持续按摩 2 分钟。然后，伸出双手的中指和无名指，分别放在上下眼睑处，从靠近鼻梁的位置缓缓滑动至太阳穴，按摩 2 分钟。

f. 良好的睡眠

许多人在头痛时会选择睡觉来缓解症状，这种方法既简单又有效，但需注意不要睡得过久，以免醒来后头痛反而加剧。同时，应避免俯卧睡姿，因为这样的姿势容易使颈部肌肉感到麻木。如果睡眠质量不佳，频繁翻身，可以考虑使用专为脊椎颈背自然弯曲设计的特殊枕头。

3. 缓解头痛按摩法

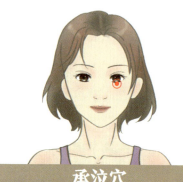

承泣穴

定位：在面部瞳孔直下，当眼球与眶下缘之间。

按摩方法：用食指指尖揉按承泣穴100次，每天坚持。

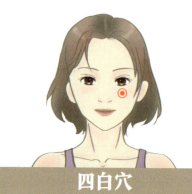

四白穴

定位：在面部瞳孔直下，当眶下孔凹陷处。

按摩方法：用食指指腹揉按四白穴60~100次，每天坚持。

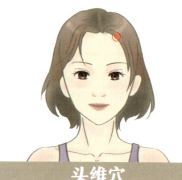

头维穴

定位：位于头侧部，当额角发际上0.5寸，头正中线旁4.5寸。

按摩方法：用大拇指指腹按摩头维穴3~5分钟，每天1次。

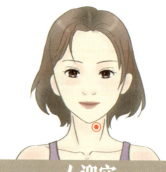

人迎穴

定位：位于颈部，喉结旁，当胸锁乳突肌的前缘，颈总动脉搏动处。

按摩方法：食指、中指并拢，两指指腹揉按人迎穴100~200次，每天坚持。

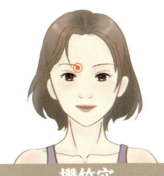

攒竹穴

定位：位于面部，眉毛内侧边缘凹陷处。

按摩方法：用大拇指按揉攒竹穴 100 ~ 200 次，每天坚持。

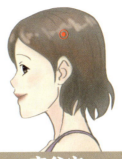

率谷穴

定位：在头部，当耳尖直上入发际 1.5 寸。

按摩方法：用拇指指尖揉按率谷穴 3 ~ 5 分钟，长期按摩。

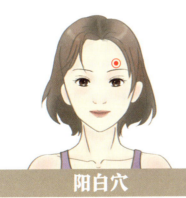

阳白穴

定位：位于前额部，当瞳孔直上，眉上 1 寸。

按摩方法：用手指指腹按揉阳白穴 2 ~ 3 分钟，长期按摩。

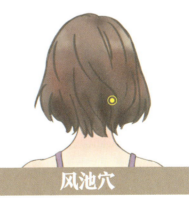

风池穴

定位：位于项部，当枕骨之下，胸锁乳突肌与斜方肌上端之间的凹陷处。

按摩方法：用拇指指腹揉按风池穴 3 ~ 5 分钟，长期按摩。

4. 缓解头痛刮痧法

刮痧常识

用具：

刮痧板：制作材料常以水牛角与玉石为主。

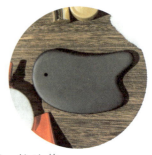

刮痧油：主要由液体类和乳膏类组成。液体类主要有凉开水、植物油（如芝麻油、茶籽油、菜籽油、豆油、花生油、橄榄油）、药油（如红花油、跌打损伤油、风湿油）等。乳膏类主要有凡士林、润肤霜、蛇油等。

操作方法：

①患者用拇指和其余四指共同夹住刮痧工具。

②刮痧工具与皮肤接触面紧密贴合，并保持 $45°\sim90°$ 的夹角。

③通常刮痧会采用直线或弧线的刮拭方式，依据身体表面的轮廓灵活调整刮痧工具的运动路径。

力度：

刮痧时的力度应控制在局部皮肤感到微微发热且舒适为宜，避免造成过度的疼痛感。

在对单个穴位刮痧时，需集中注意力于穴位及其周边约 5 分钱硬币大小范围，运用短距横向刮法。

注意事项：

①刮痧期间，要注意避风和保暖。

②完成刮痧后，建议饮用一杯温水。

③刮痧结束后至少 3 小时内应避免沐浴。

④不应过分追求刮出痧痕。

⑤每次治疗应针对单一病症，且不宜连续进行大面积刮痧。

⑥刮痧不适用于急慢性传染病患者、局部有溃疡者、骨折患者、严重心血管疾病患者、血液病患者以及妊娠期妇女。

刮痧方法 1

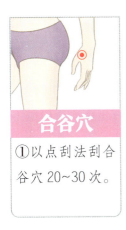

合谷穴

①以点刮法刮合谷穴 20~30 次。

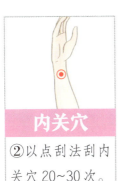

内关穴

②以点刮法刮内关穴 20~30 次。

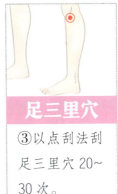

足三里穴

③以点刮法刮足三里穴 20~30 次。

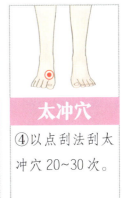

太冲穴

④以点刮法刮太冲穴 20~30 次。

注意事项：

完成一侧操作后，更换另一侧，左右各重复 2 遍。

刮痧方法 2

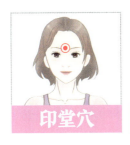

印堂穴

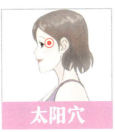

太阳穴

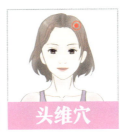

头维穴

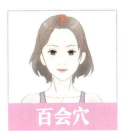

百会穴

①从印堂穴（位于两眉头连线中点）开始，垂直向上刮至发际线的中央位置，刮 10 次。

②从眉头开始，以 45° 的倾斜角度向上刮至发际线，刮 10 次。

③从眉头开始，沿着眉毛上方轻柔刮至太阳穴，刮 10 次。接着，顺着下眼眶的轮廓刮至太阳穴，刮 10 次。最后，从鼻翼两侧出发，沿脸部轮廓向上刮至太阳穴，刮 10 次。

④在侧头部，从头维穴开始，沿着头皮刮向头顶的百会穴，刮 10 次。接着，从太阳穴出发，同样刮向头顶的百会穴，刮 10 次。

⑤从耳尖上方的头皮位置开始，沿着头皮刮向头顶中央的百会穴，刮10次。从耳后乳突部位（即耳后突出的骨头附近）出发，同样刮向头顶的百会穴，刮10次。

注意事项：

完成一侧操作后，更换另一侧，左右各重复2遍。在面部刮痧的时候，注意力度，不要用力过猛。

5.泡脚缓解头痛法

原理： 足部作为足三阴经的起始之处及足三阳经的终止点，承载着经络循行的关键职责。由于足三阳经自头部向下延伸至足部，因此，通过药液浸浴足部，药液能够沿着这些经络上行，对头面部的疾病起到治疗作用。

操作方法： 将准备好的药液倒入容器中，并加入清水至膝关节以下的位置。待温度适宜后，将双腿浸入药液中，确保小腿肌肉表面及相关的穴位都能得到充分的浸泡。泡脚液温度以40~42℃度为宜，每次泡脚时间应控制在20~30分钟。建议每日泡脚一次。

泡脚方：

组成：生麻黄10克，川芎10克，制川乌10克，葛根30克，厚朴10克，白芷20克，羌活20克，桂枝10克，钩藤20克，藁本20克。

用法：将以上药材水煎去渣取汁约500毫升，加入约3升清水，倒入药浴桶内泡脚。每份药液可用3天，15天为一个疗程。腿浴时，可加入约10毫升白酒。

适应证：外感风寒引起的急性头痛。

方2

组成：川芎 10 克，白芷 20 克，生大黄 20 克，菊花 20 克，白蒺藜 20 克，桑叶 10 克，黄芩 10 克，生栀子 10 克，赤芍 10 克。

用法：将以上药材水煎去渣取汁约 500 毫升，加入约 3 升清水，倒入药浴桶内泡脚。每份药液可用 3 天，15 天为一个疗程。腿浴时，可加入约 10 毫升白酒。

适应证：外感风热引起的急性头痛。

方3

组成：天麻 10 克，丹皮 10 克，钩藤 20 克，生栀子 20 克，黄芩 10 克，杜仲 10 克，桑寄生 10 克，苦参 20 克，益母草 10 克，夜交藤 20 克，川牛膝 2 克。

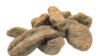 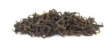

用法：将以上药材水煎去渣取汁约 500 毫升，加入约 3 升清水，倒入药浴桶内泡脚。每份药液可用 3 天，15 天为一个疗程。腿浴时，可加入约 10 毫升白酒。

适应证：高血压引起的头痛。

方4

组成：当归 30 克，夜交藤 50 克，川芎 30 克，白芷 20 克。

用法：将以上药材水煎去渣取汁约 500 毫升，加入约 3 升清水，倒入药浴桶内泡脚。每份药液可用 3 天，15 天为一个疗程。腿浴时，可加入约 10 毫升白酒。

适应证：头痛很久，疲劳则更痛，头晕，两目干涩，面色萎黄，心慌等。

方5

组成：赤芍 10 克，白芍 10 克，生麻黄 10 克，川芎 2 克，桃仁 10 克，细辛 10 克，葛根 30 克，厚朴 10 克，白芷 20 克，丹皮 10 克，当归 10 克，五加皮 10 克。

用法：将以上药材水煎去渣取汁约 500 毫升，加入约 3 升清水，倒入药浴桶内泡脚。每份药液可用 3 天，15 天为一个疗程。腿浴时，可加入约 10 毫升白酒。

适应证：血管性头痛及肌紧张性头痛。

注意事项：

①腿浴期间，建议戒烟并限制酒精的摄入。

②完成腿浴后，需避免风寒侵袭，注意保暖。

③如果下肢皮肤存在破损或溃疡的情况，则不适合腿浴。

④在腿浴过程中，水温不宜过高，并且要适量饮水。

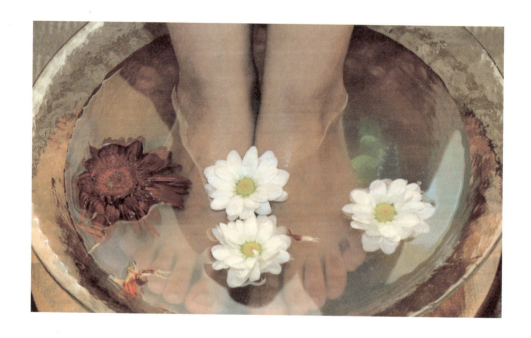

◆莫名焦虑

焦虑是一种常见的心理状态，表现为对未来事件或当前情境过度担忧、紧张和不安。它可能源于生活压力、工作压力、人际关系、健康问题等多种因素。焦虑不仅会影响个人的情绪状态，还可能导致身体出现一些不适症状，如头痛、胃痛、心悸等。长期处于焦虑状态还可能影响个人的工作、学习和人际关系，降低生活质量。

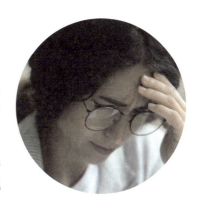

缓解焦虑的小妙招

1. 眼泪减压法

泪水，尤其是情感性泪水，其实是我们身体自带的解压阀。科学家将泪水细分为三种：保护性泪水、反射性泪水和情感性泪水。其中，情感性泪水，因触动心灵深处的情感而流淌，具有独特的生理和心理作用。它不仅能够润滑眼球，还能帮助我们缓解精神压力。

当我们因情感触动而流泪时，大脑会启动一系列复杂的机制，促使身体从交感神经的紧张状态切换到副交感神经的放松状态。这一转变，使得心跳放缓，血压下降，身体逐渐放松，仿佛卸下了千斤重担。相比之下，反射性泪水，如因切洋葱而流下的泪水，则无法带来这样的放松效果。

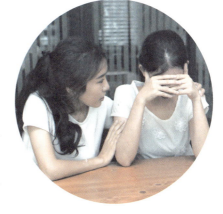

因此，当生活给予我们重压，内心感到压抑时，不妨让自己痛快地哭一场，让情感性泪水成为我们心灵的解压剂。对于那些已经习惯了"男儿有泪不轻弹"的人来说，有意识地哭泣或许需要一些技巧。可以选择一部感人的书籍或影视作品，让自己沉浸其中,因感动而流泪;或者找一个无人的角落,大声地、尽情地哭泣,释放内心的压抑。记住,哭泣不是软弱,而是勇敢面对自己情感的体现。

当然,哭泣也要适度,不必每次都哭得撕心裂肺,也不必频繁地哭泣。此外,与亲朋好友一起分享眼泪,能达到更好的减压效果。在周末的夜晚,不妨与家人或朋友一起观看一部感人的电影,让心灵在彼此的关怀中得到治愈。

2. 芳香疗愈法

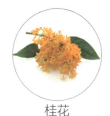

桂花

功效: 芬芳馥郁,令人心旷神怡,有助于轻松入眠,舒缓脑部紧张神经,减轻头痛症状并消解压力,使身心得以放松。

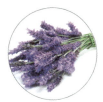

薰衣草

功效: 散发着迷人的花香,能有效缓解紧张情绪与压力,同时改善失眠状况。不仅可以制作薰衣草枕,还可在沐浴时加入,为生活增添一抹宁静与舒缓。

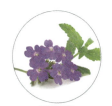

马鞭草

功效: 香气清新雅致,能有效舒缓紧张情绪,减轻焦虑与神经衰弱等不适感,带来心境的平和与镇定。此香品适宜作为茶饮,可使心灵得到滋养与安抚。

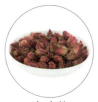

玫瑰花

功效: 散发着浓郁的花香,泡制茶饮,有镇静心神的功效,有助于调节内分泌系统失衡状态,并促进身体新陈代谢。

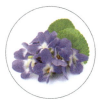

紫罗兰

功效：香气馥郁，具有微妙的镇静效果，与薰衣草一同泡制成茶饮，能有效应对失眠问题，还可以平息愤怒与焦躁的情绪。

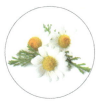

洋甘菊

功效：蕴含着清新的苹果香气，既可作为茶饮享受，也能提炼精油，广泛应用于护肤、沐浴及泡脚。其香气能有效缓解焦虑、紧张与愤怒的情绪，减轻心理负担，让心情回归宁静与放松。

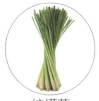

柠檬草

功效：具有清新的柠檬香，不仅适宜用来调制香水与香皂，还能作为茶饮。有缓解身体疲劳、调整情绪状态的功效，可使人在繁忙与压力之中获得一丝轻松与愉悦。

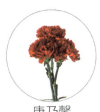

康乃馨

功效：香气优雅，具有清心除烦的功效。

注意事项：

在混用不同种类的芳香植物时，建议先咨询相关专业人员。对于容易过敏的人群以及孕妇而言，更应格外小心，谨慎使用，以避免造成不良后果。

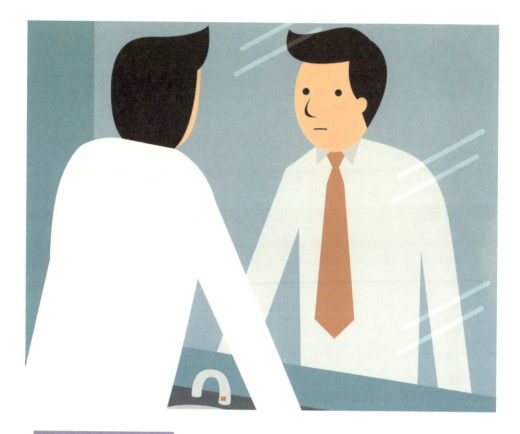

3. 与镜中的自己对话

与镜中的自己对话，这个方法或许初听起来略显稚嫩，但实则是一种简单高效的减压方法。

人的大脑难以同时容纳截然不同的思维模式，当我们积极看待周围的人和事，保持乐观心态，便能有效阻挡焦虑、烦躁、恐惧等不良思绪的侵袭，维持坚忍、活跃、乐观及敏锐的思维状态。要维持这种积极的思维模式，一个实用的方法便是与镜中的自己对话，比如："早上好，振作起来，你一定可以！""你今天的状态无比出色！""今日的任务圆满完成，你真了不起！""这件事既不重要也不复杂，无须时刻挂怀。"这样的自我对话，仿佛是内心深处的自我安慰与赞许，能显著调节情绪状态。通过向镜中的自己传达类似信息，我们能有效打断负面情绪的自我循环，防止情绪过度敏感、紧张或恐惧，转而增强自信与乐观，有效减轻精神负担。事实上，这种自我对话也是心理医生常用的帮助患者释放压力的基本技巧之一。

4. 换一种思考模式

在日常生活中，我们的大脑并不擅长直接屏蔽负面信息。比如，当你闭上眼睛告诉自己"不要去想象正在品尝一片鲜美多汁的橘子，以及它触碰牙齿和舌头时的酸涩感"，此时，你是否已感到口中生津？这正是大脑无法忽略"不"字之后内容的体现。当我们频繁提醒自己"不要紧张、不要犯错、不要有压力"时，身体和大脑往往背道而驰，因为它们实际上只会接收并聚焦于"不要"之后的具体内容。

因此，在进行自我减压时，关键在于将"不要大脑如何"转变为"要大脑如何"。面对压力，比如因某个事件或问题感到"压力山大"时，为避免紧张、焦虑、烦躁等负面情绪占据心智，我们应使用积极的指令，将大脑中的负面信息转化为正面引导。例如，"我需要进行深呼吸来放松""我需要专注于学习，以提升自我""我需要投身于感兴趣的活动，以愉悦心情"，大脑会积极响应这些正面指令。

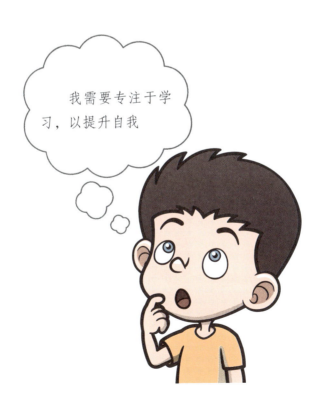

5. 坚持晨练

清晨，是身心开始新一天活动的黄金时段。晨练能增加5-羟色胺的分泌，而5-羟色胺是情绪调节的关键因子，可以帮助我们调理情绪，让接下来的一天更加高效且充满活力。

对于初次尝试晨练的人来说，如果带着"我是为了减压才晨练"的想法，可能会让自己一开始就陷入精神压力之中，难以持续。因此，建议晨练初期不要勉强，可以从每天仅5分钟的轻松锻炼开始，选择自己感兴趣的活动，如慢跑、散步或做操等，避免运动量过大导致身体疲劳。值得注意的是，即使是这些相对轻松的锻炼，初期也可能会带来一些短暂的身心不适，这是5-羟色胺水平上升后，身体进行自我调整，暂时抑制其分泌的正常反应。只要坚持晨练，随着时间的推移，5-羟色胺的稳定增加将成为常态，这些不适感会逐渐消退。

晨练减压需要科学、持续地进行。随着习惯的养成，可以逐渐增加锻炼时间，从最初的5分钟逐步提升至每天30分钟。坚持六个月后，你会发现身心状态明显改善。但请注意，晨练应成为生活的一部分而非负担，在特别忙碌或身体不适时，应适当调整，以免适得其反。

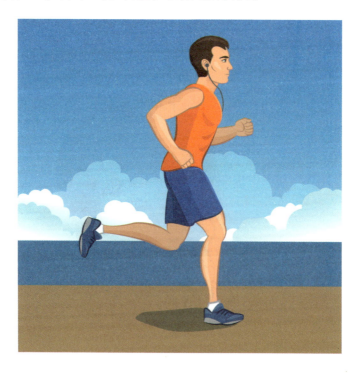

6. 缓解焦虑按摩法

原理： 按摩是缓解焦虑的有效方式。手指施压于皮肤，作用力通过脊髓传递至内脏与大脑，加速乳酸代谢，确保血液顺畅流动，有助于延缓脑部衰老并减轻压力。"脑内吗啡"作为天然镇痛物质，能抑制痛感，调节平滑肌活动，按摩时通过揉压经络与穴位，可刺激其分泌，达到镇痛与放松效果。

方法1：敲击按摩法

准备事项：

敲击前敲击者与被敲击者均需放松。放松步骤如下：

①被敲击者呈坐姿，双腕自然下垂，放松双肩及手腕，手腕轻轻摇晃数分钟，以平静心情。

②敲击者可坐姿或站姿，同样执行上述放松动作，大约放松5分钟即可。

敲击的手型：

猫爪形：将手掌轻轻握拢，模拟猫爪的形态，利用手腕的力量进行敲击。

手指弓形：将手指微微张开并略呈弧形，使用指腹部位轻柔地进行敲击。

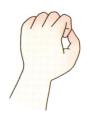
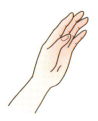

手指柔软形：手型与"手指弓形"相似，但不仅使用指腹，还需将全手掌轻轻压在对方身体上，随后沿着身体线条略用力移动。

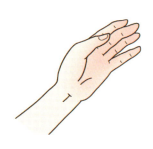

敲击的注意事项：

①每次敲击，时长约为 15 分钟。

②敲击动作需轻柔，避免用力过猛，建议以每 1~2 秒一次的频率进行。

③敲击时，穿着宜宽松舒适，以便于操作。

④若天气晴好，于阳光下进行敲击效果更佳。

坐姿敲击法：

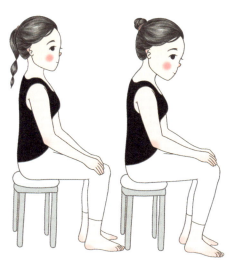

①实施敲击者坐在被敲击者后方，手腕轻置于膝盖上，确保全身彻底放松。

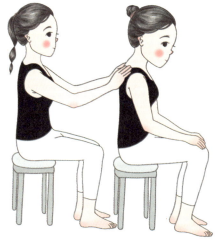

②实施敲击者以双手轻柔地敲打被敲击者肩胛骨内侧区域，每次持续 5 秒。

③交替使用两手对同一部位进行敲击，注意用手指指腹敲击。间隔1~2秒分别敲击左侧和右侧，持续敲击30~60秒。

④双手模仿猫爪状，左右手轮流进行敲击。无须过度用力，仅利用手腕的自然下垂力量进行轻柔的敲击动作。

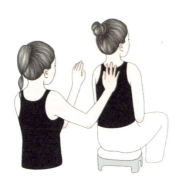

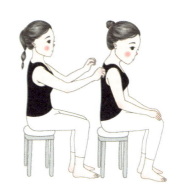

⑤实施敲击者站于被敲击者身后，一边左右交替敲击，一边缓缓向下移动。敲击后背大半区域后，改用手背的掌指关节继续敲击。

⑥双手呈手指柔软形，从双肩缓缓向下方及肘部区域敲击按压，在敲击肩膀时需适当增加力度。

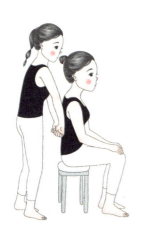

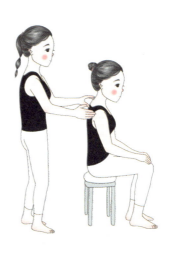

方法2：按摩头部减压法

①掌心放在额头皮肤上，手指分别向两侧轻柔地滑动，到达眉梢后再回到前额中央。双手轮流进行，有节奏地推擦，重复10余次即可。

②双手手指分别置于头顶两侧，稍施力从前发际线开始，沿头顶至后脑勺做梳头的动作，约重复20次即可。

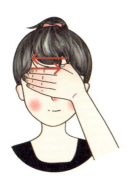
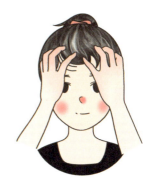

③双手拇指分别放在额头两侧的太阳穴处，其余四指则轻轻张开并抵住头顶。接着，双手同时用力，在太阳穴与头顶之间做直线按摩，重复进行10余次。

④用拇指，力度由轻至重，用力旋转按揉头部，重复10余次即可。

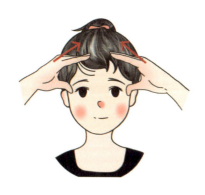
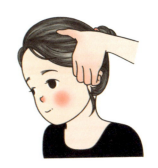

◆抑郁情绪

抑郁情绪主要表现为情绪低落、失去兴趣和愉悦感、自责自罪等。如果抑郁情绪持续时间较长（通常超过两周），严重影响个人的日常生活，或者伴随有自杀的想法，就应该寻求心理健康专业人士的帮助。

缓解抑郁情绪的小妙招

1. 正确看待挫折和困难

面对生活中的挫折与困难，我们往往会感到压力很大，这种压力有时让人想要逃避，甚至有人会被彻底击垮。其实，挫折与困难本身并不可怕，关键在于我们如何去看待和应对它们。只要我们敢于直面这些挑战，内心便能获得解放。

承认并接纳挫折与困难

挫折和困难是人生的常态，也是每个人成长过程中必然要经历的。试图将挫折压抑到潜意识中，只会让它们以更猛烈的方式反噬我们。因此，勇敢地面对现实，接纳自己的不足和遭遇的困境，是走出困境的第一步。

积极寻找解决问题的方法

这需要我们独立思考，也可能需要借助家人和朋友的力量。重要的是，我们要意识到事物的两面性，不要只关注消极的一面，而要学会转变思维方式，看到问题的积极面。通过自我控制和调节，我们可以培养更加乐观的心态，从而更好地应对挫折。

调节心态

我们可以通过多种方式培养乐观的心态，如进行自我放松训练、享受音乐疗法、保证充足的睡眠、运动按摩、练习瑜伽以及尝试芳香草本疗愈等。这些自然疗法有助于我们远离消极情绪，拥抱快乐生活。

同时，我们还可以对自己进行积极的心理暗示，用正能量的话语激励自己，如"今天的我会做得更好""其实也没那么难，坚持下去""加油，已经比之前好很多了"。类似的话语能够引导我们的情绪向积极方向发展，让我们以更加乐观的心态面对生活的烦恼。

2. 多参加集体活动，多聊天

研究表明，积极参与集体活动，不仅能丰富我们的生活体验，还能有效改善不良情绪，为大脑解压。

集体活动的减压原理在于，其促进了人与人之间的相互理解和融合，建立起一种被称为"共有感情"的共鸣关系。这种相互依存、相互理解的关系，与人体内5-羟色胺的活性有着密切的正相关联系。5-羟色胺是一种在大脑中起重要作用的神经递质，对减轻大脑内部压力具有显著效果。当我们投身于集体活动时，这种共鸣关系会激活5-羟色胺，帮助我们更好地应对压力。

此外，具有共同爱好的人聚在一起，因为有了共同的话题和兴趣爱好，交谈时会更加无拘无束。这种轻松愉快的交流氛围，无形中给予人一种积极向上的力量，能极大地缓解精神压力。无论是团体旅游，参观各种会馆，还是参加读书交流会，这些丰富多彩的集体活动都为我们提供了与他人建立良好社交关系的机会。

通过这些活动，我们不仅能够拓宽视野，增长见识，还能在与人交往中活化共鸣中枢，进一步强化5-羟色胺的力量。这种由内而外的解压方式，不仅有助于缓解当前的压力，还能提升心理韧性，让我们在未来的生活中更加从容地面对各种挑战。

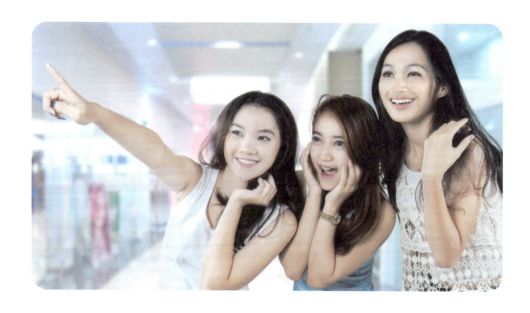

3. 多运动，击退抑郁情绪

抑郁情绪会降低大脑处理信息的能力，使人难以集中注意力和做出决策。幸运的是，运动可以成为对抗这些负面情绪的有效手段。通过运动，身体能够合成 5- 羟色胺和多巴胺，这两种脑内化学物质对于激发人体快乐情绪至关重要。因此，运动能带来愉悦的心情，帮助我们驱散负面情绪的阴霾。下面是一些常用的减压运动方法。

步行

步行，虽然看似运动强度不高，但却能有效锻炼腰部、腹部等多个部位的肌肉群。步行锻炼时，需要保持心情放松。建议每次步行持续20~30分钟，步伐要比日常行走时稍快，步幅也要适当加大。一般在空气清新的早晨，或是晚饭后 1 小时进行。

跑步

跑步是一项能够全面锻炼肌肉，特别是增强腿部力量的运动。适当跑步，不仅能活跃大脑、减轻压力，还可以调节身心。一般而言，每次跑步的时间控制在 20 分钟左右，距离在 3000 ～ 4000 米较为适宜。初次尝试跑步的人，可从每天跑 10 分钟开始，逐渐增加运动强度。一旦感到疲劳，应及时停止，因为疲劳感往往源于乳酸的累积，而乳酸过多可能会抑制 5- 羟色胺的活性，产生不利影响。

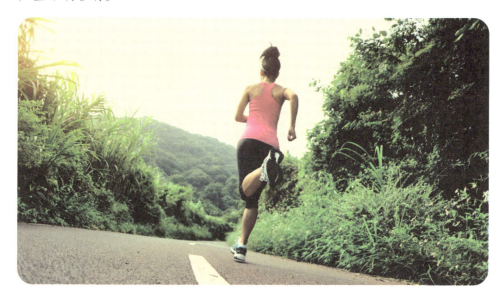

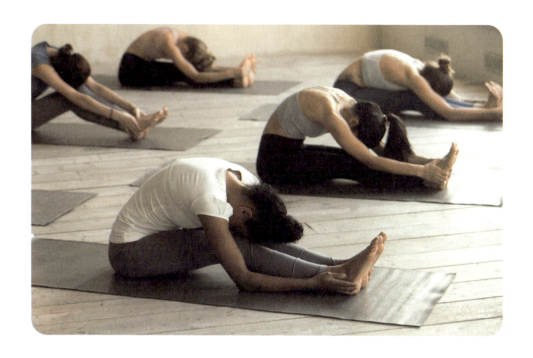

瑜伽

瑜伽是一项调节身心的运动，通过正确且科学的体式练习，能有效促进人体在心理和生理层面的平衡，进而帮助缓解压力。许多人误以为练习瑜伽需要极高的身体柔韧性，但实际上，只要将动作、呼吸与意识三者紧密结合，就能取得良好的练习效果。

跳舞

舞蹈是一种全身性的运动方式，可以充分活动身体各个部位，且适宜各个年龄段的人群参与。在跳舞的过程中，不要过分拘泥于动作的技巧性，而是要将注意力更多地放在身体的自然舞动、情感的表达以及与他人的互动上，以此实现身心的和谐统一，取得调节心理状态的效果。

登山

登山是一项极佳的有氧运动，不仅能够促进新陈代谢，加快血液循环，还能显著提升人体的耐力，并有效增强心肺系统功能。有研究指出，在登山过程中，大脑内5-羟色胺的含量会有所上升。这一变化有助于缓解精神压力，激发正能量。

骑自行车

与登山运动相似，骑自行车同样是一种有益的有氧运动。在经历一定强度和负荷的训练后，体内会释放出脑内啡肽和儿茶酚胺这两种物质，它们能够增强人体应对压力的能力，并提升个人的心理愉悦感。刚开始尝试骑行锻炼的人，应从较小的负荷开始，建议每分钟蹬踏 60~70 次，同时要有意识地配合有节奏的呼吸。随着身体逐渐适应，再逐步增加训练的负荷。

4. 练习坐禅，缓解压力

坐禅，简而言之，就是打坐冥想，可通过腹式呼吸与冥想，达到身心合一的状态。它能提高人体内 5- 羟色胺的活性，从而有助于调节情绪、缓解压力。坐禅前，由于电信号发送减弱，接收 5- 羟色胺的靶细胞能力低下，人们往往表现出精神涣散、表情呆滞的状态。而经过三个月的坐禅练习后，感知 5- 羟色胺的感受器数量增加，电信号发送增强，靶细胞接收能力提高，5- 羟色胺分泌增多，可使人感到身心愉悦、精神抖擞。

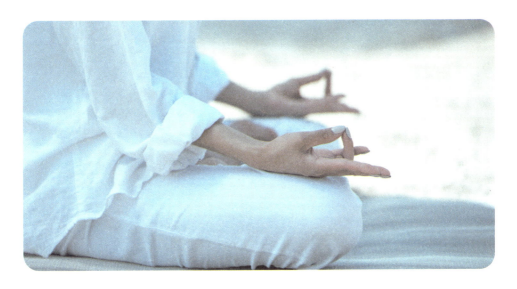

坐禅要点

①腹式呼吸法	采用深度呼吸的方式，通常而言，采取呼气13秒，吸气8秒的节奏，将整个呼吸周期大约延长20秒。
②安静适宜的坐禅环境	地点可选家中或瑜伽馆，关键在于保持静谧。光线应柔和，可开小灯调节。室内温度最好维持在26℃，可使用空调调节。
③宽松舒适的服装	坐禅着装以宽松舒适为主，无须特定款式，浴衣、柔道服、瑜伽服等均可。同时，需脱鞋袜，并摘下身上配饰。
④每次练习20～30分钟	初学者练习坐禅时，起初可能难以持久，但至少需坚持5分钟。随着练习的深入，应逐步增加时间，待身体逐渐适应后，每次练习可达20~30分钟。
⑤坐禅不需要闭眼	正确的坐禅方式往往是半睁眼状态，双眼自然地注视前方约90厘米处。这是因为，为了有效排除杂念，达到减压效果，坐禅时需要保持大脑清醒。完全闭眼可能会导致困倦，特别是在身体疲惫时，反而容易使人进入睡眠状态，有违坐禅的初衷。
⑥不适合坐禅的情况	发烧、感冒、睡眠不足、胃肠道不适、贫血、空腹或饱腹状态。

5. 缓解抑郁情绪按摩法

方法1：按摩面部减压

①将双手搓热后，用中指轻贴鼻翼两侧，沿鼻梁向上滑动至前额，再返回鼻翼，如此上下往复搓动。

②使用中指，从鼻翼出发，沿鼻梁向上，经过太阳穴，一直到达耳后，来回搓擦。

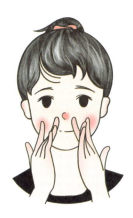

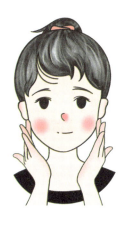

③用拇指弯曲的关节部分，左右手交替轻轻叩击两侧的攒竹穴，每穴敲击15~20次。

④采取端坐姿势，双眼先向左缓缓转5圈，之后凝视前方片刻；接着，再向右转5圈，完成后同样凝视前方片刻。

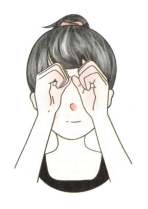

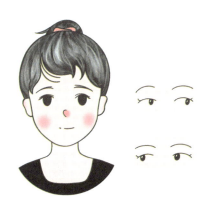

⑤用双手食指分别轻轻按压两侧睛明穴，持续 15~30 秒，以有轻微的酸胀感为宜。

⑥将双手食指的指端分别置于两侧的太阳穴上，按照顺时针和逆时针方向，各揉按 10~15 次。

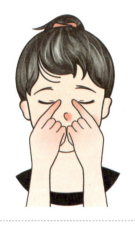

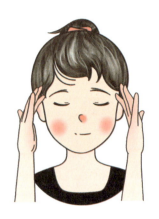

方法 2：开天门按摩减压

①将双手拇指的指腹紧紧贴在印堂穴处，其余手指放在头部两侧。

②左手拇指先从印堂穴开始，垂直向上推动，经过神庭穴（位于头部，前发际正中直上 0.5 寸处），直至上星穴（位于头部，前发际正中直上 1 寸处）。接着，双手拇指以左下、右上，再左上、右下的方式交替推摩。手法由缓慢逐渐加快，力度也由轻转重，如此反复推摩大约 1 分钟。

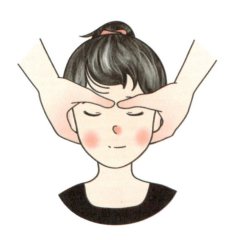

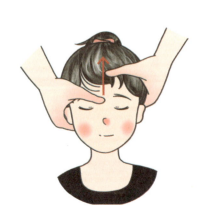

6. 减压游戏推荐

纸上涂鸦

纸上涂鸦，简单说来，就是在纸张上自由地挥洒笔墨与色彩。你可以拿起画笔，蘸取五彩斑斓的颜料，随心所欲、无拘无束地在纸上挥洒，享受那份涂鸦的乐趣。一番涂鸦之后，不妨静下心来，细细观赏自己的"杰作"。这时，不妨放开思绪，天马行空地联想与想象，或许能在这些看似杂乱的线条与色彩中，激发出新的灵感与创意。

涂鸦的过程，既能帮助人集中注意力，又能带来精神的放松与情绪的平稳。这得益于左脑在涂鸦时被适度抑制，而右脑则得以活跃，从而激发了其创造力。而之后的作品观赏环节，更是进一步激活了右脑的想象与联想能力，有助于创造力的开发与大脑压力的缓解。

走迷宫游戏

走迷宫游戏属于益智健脑类小游戏，能够激发玩家的积极性，锻炼逻辑思维能力。在沉浸于走迷宫游戏的同时，你会不自觉地忘却眼前的烦恼，专注于游戏本身，从而达到释放压力的效果。当你感到精神压力大或心情不佳时，玩一玩这类游戏，对身心健康是大有裨益的。但是，要注意控制游戏时间，切勿沉迷其中哦。

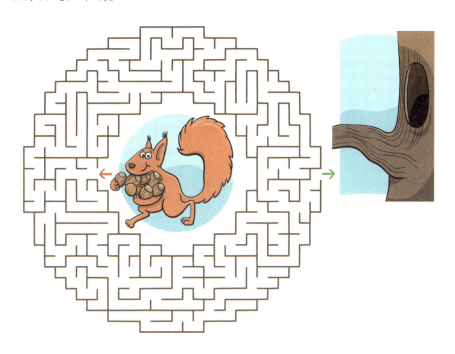

在脑中作画

脑中作画，是一种运用意念在脑海中创造并铭记图像的方法。你可以闭上眼睛，在心中浮现出令人心旷神怡的场景，比如连绵不绝的山峦、夏日阳光下的海滩、广袤无垠的草原或是静谧的公园等，仿佛自己置身于这些放松的环境中。另外，你也可以尝试在脑中预先描绘出即将进行的活动，之后付诸实践，并对比两者之间的差异。

通过脑中作画，人们可以暂时忘却眼前的烦恼，将思维和注意力完全沉浸在想象的世界中，从而有效放松紧绷的大脑神经，使情绪得到宣泄、压力得到缓解。这项活动不受时间与空间的限制，无论何时何地都能进行，适合大多数需要减压的人群。

玩魔方

玩魔方不仅能让人身心放松，还能达到健脑益智和缓解压力的效果。此外，它还能锻炼玩家的眼力、耐力、记忆力、注意力、空间判断能力以及手指的灵活性。对魔方感兴趣的朋友，不妨在家里备上几个魔方，既可以独自享受其中的乐趣，也可以与家人、朋友一起进行比赛，共度欢乐时光。

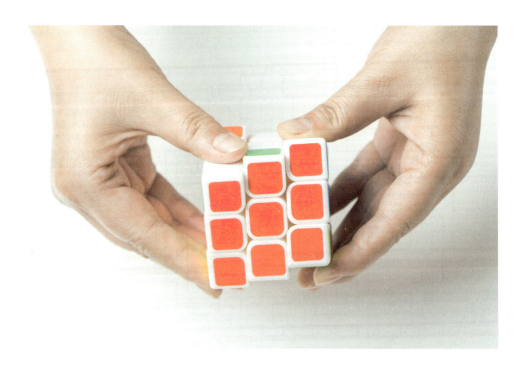

◆持续疲劳

疲劳是一种身体和心理上的疲惫感，通常表现为精力不足、注意力不集中、反应迟钝以及肌肉无力等症状。它可能是由长时间的工作或活动、缺乏休息、营养不良、压力过大或慢性疾病等多种因素引起的。疲劳不仅会影响个人的工作效率和生活质量，还可能对身体健康产生负面影响。因此，及时采取措施缓解疲劳，对于维护身心健康至关重要。

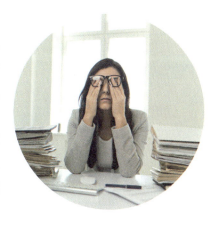

缓解疲劳的小妙招

1. 消除疲劳的自主调节法

深呼吸

深呼吸不仅能使肺部充分扩张，吸入更多的氧气，还能有效减缓心跳速率，放松紧绷的肌肉和神经。当我们深吸气时，仿佛能吸进大自然的清新与宁静，让这股力量渗透至身体的每一个角落，带走累积的疲惫与压力。呼气时，则像是在释放内心的重负，让所有的忧虑与紧张随着气流缓缓消散。通过反复练习深呼吸，我们能够迅速恢复体力，缓解疲劳。

保持充足的睡眠

充足的睡眠，作为大自然赋予我们最天然、最有效的恢复机制，对于缓解疲劳、恢复体力与精神状态至关重要。当我们进入梦乡，身体的各个系统便开始了一场静默且高效的修复工作。在深度睡眠阶段，生长激素的分泌促进细胞的再生与修复，肌肉得到放松，紧张的情绪得以平复。保证每晚7~9小时的高质量睡眠，是缓解疲劳的有效方法。

均衡健康饮食

通过均衡健康饮食，我们可以为身体提供必要的营养，有效缓解疲劳，恢复活力。蛋白质是身体修复和增长的基础，适量摄入瘦肉、鱼类、豆类和乳制品，可以帮助肌肉恢复，减少因运动或日常活动造成的疲劳感。同时，适当摄入全谷物和复合碳水化合物，能缓慢释放能量，维持血糖水平稳定，避免能量骤降导致疲惫和注意力不集中。富含 B 族维生素的食物，如绿叶蔬菜、坚果和全谷物，能有效改善情绪，减少因压力引起的疲劳。

此外，每天应保证足够的水分摄入。水分不足会导致脱水，影响血液循环和营养物质的输送，加剧疲劳感。

适度运动

运动不仅能够促进血液循环，加速体内代谢废物排出，还能刺激大脑释放内啡肽等"快乐激素"，显著改善心情，减轻心理压力。每天适度运动，如快走、瑜伽、游泳或骑行，能使身体的肌肉和关节得到有效伸展和锻炼，并逐渐消除身体的僵硬和紧张感。

投入兴趣爱好中，转移注意力

兴趣爱好，无论是沉浸在书籍的海洋中探索未知，还是挥洒笔墨在画布上描绘心中的世界，抑或是随着音乐的节奏摇摆，释放内心的激情，都能让我们暂时忘却外界的纷扰，进入一个属于自己的宁静世界。在这个世界里，我们得以释放工作中累积的压力，让紧绷的神经得到放松，心灵得到滋养。

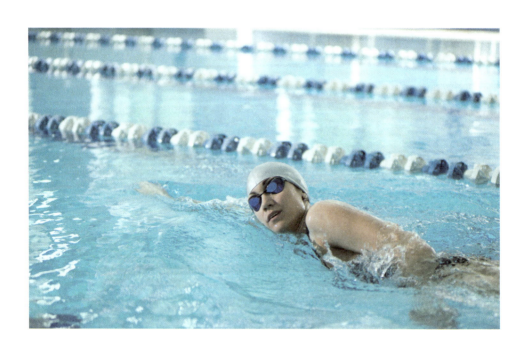

2. 缓解疲劳瑜伽法

摩天式

①采取站立姿势，双脚自然分开。

②吸气，脚尖踮起，同时双臂交叠向上举过头顶，尽量伸展身体。

③呼气，脚跟缓缓落地，背部向后延展，感受身体的拉伸。

④再次吸气，提起脚跟，借助向上的力量使身体进一步抬起。

⑤呼气，双手臂从头顶向两侧平举展开，形成侧平举的姿势。

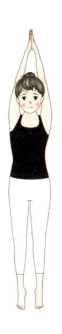

舞蹈式

①两脚并拢站立，目光直视前方地面。接着，向后抬起左脚，用左手紧紧握住。

②维持这个姿势，平稳地进行6次呼吸。

③吸气，用右手扶住一个稳定的物体，例如墙壁，形成舞蹈式站立。

④保持舞蹈式姿势，时间以感到舒适为准，不必勉强。

⑤完成后，将左脚放回地面，手臂也缓缓放下，恢复正常的呼吸节奏。接下来，换另一侧进行练习，重复上述步骤。

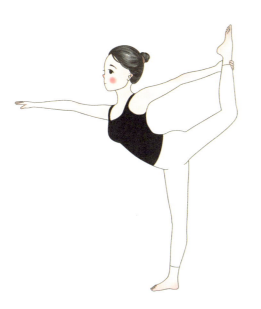

门闩式

①双膝跪于地面，随后将右脚向右侧伸展，确保右脚与左膝保持在同一直线上。

②吸气，双臂向身体两侧平展，与地面保持平行状态。呼气，躯干和右臂靠向右腿，放松头部，确保整个身体维持在同一平面上，不扭动。

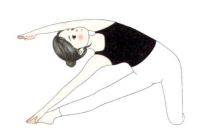

③保持这个姿势约1分钟。吸气并将身体挺直，呼气时放松双臂，让它们自然下垂。接下来，换另一侧进行练习，重复上述步骤。

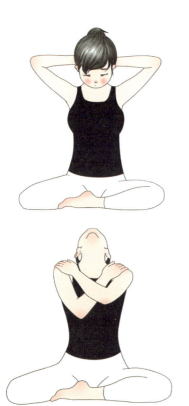

头部放松式

①坐姿，先弯曲左膝，将左脚掌贴近右大腿，同时左脚跟尽量靠近会阴部位。接着，弯曲右腿并向后拉伸，使右小腿紧贴着右大腿和臀部。

②吸气，双臂上举，双手在脑后交叉相握。目光看向腹部，同时感受身体被向上拉伸，确保手臂与地面保持平行状态。

③呼气，将双臂收回至胸前并交叉相抱，左手搭在右肩上，右手则搭在左肩上。此时，头部后仰，让颈部前侧得到充分的拉伸和放松。保持这个姿势进行5~8次深呼吸后，再缓慢地将头部收回原位，并放下双臂。之后，换另一条腿进行相同的练习。

3.缓解疲劳按摩法

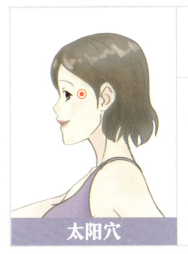

太阳穴

定位: 位于颞部，当眉梢与目外眦之间，向后约一横指的凹陷处。

按摩方法: 用双手拇指指腹，同时按摩两侧的太阳穴，做环形运动，确保力度适中，以局部有酸胀感为宜。在呼气的过程中，心中默念"1、2、3"，同时适当增加按摩的力度；而在吸气时，默念"4、5、6"，并随之让手指逐渐放松。

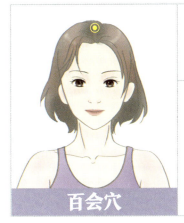

百会穴

定位: 位于头部，当前发际正中直上5寸，或两耳尖直上连线的中点处。

按摩方法: 用拇指指腹来回按揉百会穴，以局部有酸胀感为宜。在呼气时，默念"1、2、3"，并加重力度；在吸气时，默念"4、5、6"，并放松手指。

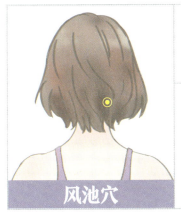

风池穴

定位: 位于项部，当枕骨之下，与风府相平，胸锁乳突肌与斜方肌上端之间的凹陷处。

按摩方法: 用拇指指尖垂直掐按风池穴，以局部有酸胀感为宜。在呼气时，默念"1、2、3"，并加重力度；在吸气时，默念"4、5、6"，同时放松手指。

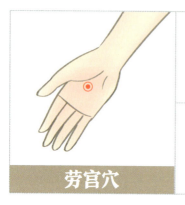

劳宫穴

定位: 位于掌区, 横平第三掌指关节近端, 第二、三掌骨之间偏于第三掌骨。

按摩方法: 用拇指指腹揉按劳宫穴 100 ~ 200 下, 以局部有酸胀感为宜。

4. 缓解疲劳拉伸法

①平躺在软垫上, 身体放松, 膝盖弯曲, 双脚自然地放在垫子上。双手轻放在腹部, 双眼微闭。深吸一口气, 感受空气逐渐充满胸腔、肺部和口腔, 同时腹部随之隆起。保持这个状态 2 秒, 然后缓缓呼气, 同时收紧腹部, 将空气完全排出。这个过程可以重复多次。

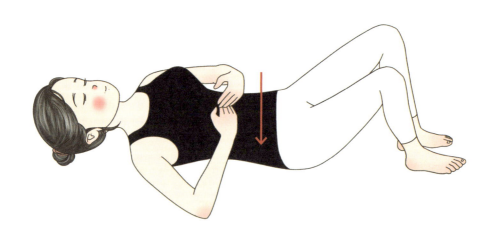

②身体站立，双脚微分开，脊柱保持直立。吸气，脚后跟向上提，在这个过程中保持平衡，坚持3~5秒后，放松回到原来的位置，注意保持平稳呼吸。这个动作可重复做多次。

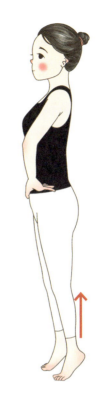

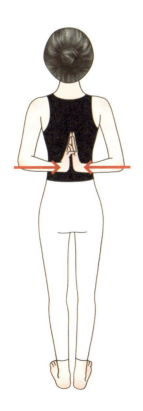

③站立时身体保持放松且挺直，双手在背后呈合十状，同时让手肘和双肩向后展开。维持这个姿势进行3~5次深呼吸后，再慢慢恢复到原来的状态。这个动作可以反复进行多次。

呼吸问题

◆ 呼吸不畅、胸闷

　　呼吸不畅，也称为呼吸困难或呼吸窘迫，是指个体在呼吸过程中感到空气流通不畅，需要比正常情况下更用力或更频繁地呼吸，以满足身体对氧气的需求。这种感觉可能表现为气短、喘息、胸闷、窒息感，或者感觉空气不够用，严重时可能导致口唇和指甲发绀（变蓝或变暗），以及心率加快和血压下降等症状。

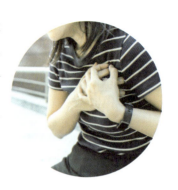

缓解呼吸不畅、胸闷的小妙招

1. 缓解呼吸不畅、胸闷拉伸法

　　①身体处于放松状态，保持脊柱直立，随后将双手伸直并在身后交叉。吸气，缓缓向上抬起手臂，此过程中你会感受到胸部及手臂的肌肉逐渐收紧。维持这个姿势5~10秒，然后放松并恢复到初始状态。这个动作可以重复做多次。

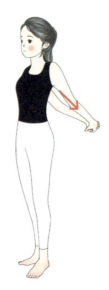

②躺在柔软的垫子上，让身体完全放松。吸气，逐渐抬起臀部与腰部，同时用手臂、头部以及双脚作为支撑点，维持身体的平衡。在这个姿势下，保持平稳呼吸，持续3~5次完整的呼吸周期后，再缓缓放松身体，回到最初的平躺状态。在整个过程中，注意保持呼吸平稳。这个动作可以根据需要重复进行多组。

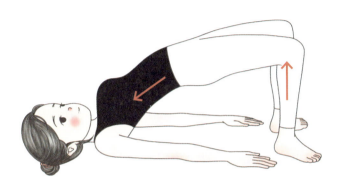

③身体放松，双脚分开跪趴在软垫上，手掌心与脚尖着地，双手的手指相对，双肘向外打开。吸气的时候，身体轻轻向下压，会感受到脊柱舒展、背部肌肉拉伸。维持这个姿势3~5秒后，放松回到原来的状态。可重复做很多次。

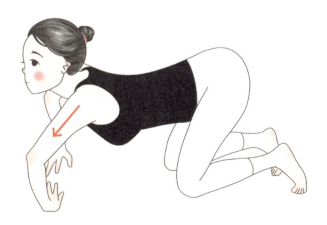

2. 缓解呼吸不畅、胸闷按摩法

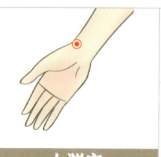

太渊穴

定位：位于腕掌侧横纹桡侧，桡动脉搏动处。

按摩方法：用拇指的指端轻轻按压太渊穴，持续片刻后松开，接着再次按压，如此重复进行5~10次。

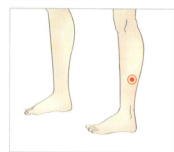

丰隆穴

定位：位于小腿前外侧，当外踝尖上8寸，距胫骨前缘二横指（中指）。

按摩方法：用拇指的指腹点按丰隆穴3~5分钟，以局部有酸胀感为宜。

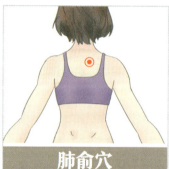

肺俞穴

定位：位于背部，第三胸椎棘突下，后正中线旁开1.5寸。

按摩方法：用拇指的指腹揉按肺俞穴100~200下，以局部有酸胀感为宜。

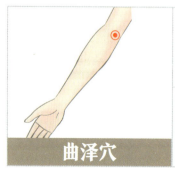

曲泽穴

定位：位于肘前区，肘横纹上，当肱二头肌腱的尺侧缘凹陷中。

按摩方法：用拇指弹拨曲泽穴100~200下，以局部有酸痛感为度。

3.缓解呼吸不畅、胸闷刮痧法

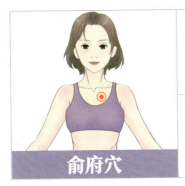

俞府穴

定位：位于胸部，当锁骨下缘，前正中线旁开2寸。

刮痧方法：运用面刮的方式对俞府穴进行刮痧，直至该区域皮肤出现轻微红晕为止。

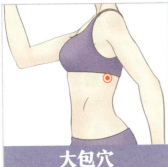

大包穴

定位：位于侧胸部，腋中线上，当第六肋间隙处。

刮痧方法：运用角刮法对大包穴进行刮痧，直到刮拭的区域变得潮红并显现出痧点为止。

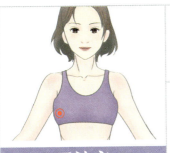

天池穴

定位：位于第四肋间隙，前正中线旁开5寸。

刮痧方法：运用角刮法对天池穴进行刮痧，直到刮拭的区域变得潮红并显现出痧点为止。

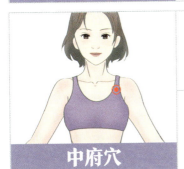

中府穴

定位：位于胸前壁的外上方，横平第一肋间隙，距前正中线6寸。

刮痧方法：采用面刮的方式从上至下对皮肤进行刮拭，直至皮肤变得潮红。

消化问题

◆ 肥胖

肥胖，是指体内脂肪异常聚集，导致脂肪层过度增厚，体重显著超过正常范围的一种现象。具体来说，当一个人的体重超过其标准体重10%时，被定义为超重状态；若超过标准体重20%，则被视为轻度肥胖症；当超出标准体重30%时，为中度肥胖症；而超过标准体重50%及以上时，则被视为重度肥胖症。

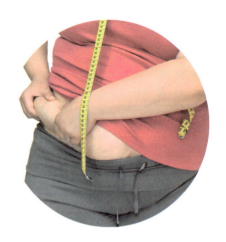

减肥小妙招

1. 多做运动，减掉脂肪

跳绳，减去腰腹部赘肉

有专业测试数据表明，如果每分钟跳绳达到140下，并持续10分钟，其消耗的热量和运动效果几乎等同于慢跑30分钟或做健身操20分钟。跳绳这一看似简单的运动，实际上能够锻炼手臂、腿部以及腰腹部等全身多个部位，帮助塑造匀称、结实的身体线条。

然而，饭前和饭后1小时内并不适合进行剧烈运动，因此跳绳时应避开这两个时间段。跳绳的正确姿势是双脚并拢，用前脚掌起跳和落地，在腾空时自然弯曲身体，并保持有节奏的呼吸。初期不必急于求成，可以从每天跳800下开始，每3天逐渐增加300下，循序渐进地将总数增加到4500下左右。对于跳绳的速度，一般建议每分钟保持在150下左右，每跳2分钟为一组，每组结束后可以休息30~60秒。

仰卧起坐，去除"游泳圈"

仰卧起坐，是去除腰腹部"游泳圈"的有效手段。只需3周的时间，你就能看到腰腹部线条的变化。

在做仰卧起坐时，需要确保每个动作都做到位，这样才能有较好的锻炼效果。重要的是，要保持腹部用力，感受腹部肌肉的紧绷，避免将力量分散到大腿或膝盖上，否则减肥效果会大打折扣。如果想要增加难度，可以尝试在健身球上做仰卧起坐，或者放慢动作速度，体验肌肉被拉扯的感觉。

可以每组做30个仰卧起坐，每天根据自己的身体状况进行4~6组练习。坚持3周，就会发现腹部的赘肉明显变得紧致，开始呈现出基本的线条。

骑自行车，塑造小腿线条

骑自行车是一项全方位的减肥运动，特别对塑造小腿线条效果显著。踩踏自行车时，腿部力量是主要驱动力，此过程中脚底的血管规律性地压缩放松，加速下肢乃至全身的血液循环，提升氧气输送效率，促进新陈代谢，从而有效消耗能量，达到减肥目的。

在健身房，固定自行车因其便捷性（可边锻炼边娱乐）和适应性（可调节强度，适合不同体质）广受欢迎。骑自行车的前30分钟主要是消耗糖原，之后才开始分解脂肪，因此建议运动时长保持在40～60分钟。

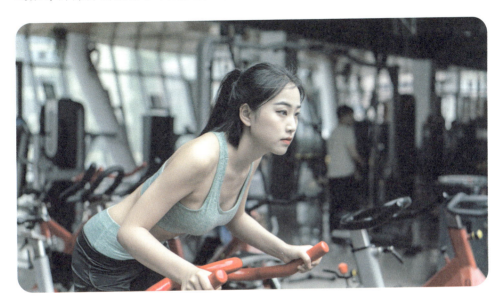

哑铃操，减掉手臂赘肉

手臂容易堆积赘肉且难以减掉，确实让人头疼。而哑铃操，作为一种针对性强、效果显著的瘦手臂方法，备受推崇。

初练者不宜直接使用哑铃，可以先从装满水的矿泉水瓶等轻量级物品开始，进行基础的力量训练。具体做法：站直或坐直，右手握瓶向上伸直，大臂贴耳，小臂后弯，停顿 1 秒后伸直。若力量不足或难以坚持，左手可辅助稳定右臂，重复 10 次后换左手。每日坚持几组，大臂内侧肌肉会逐渐紧致，赘肉也会逐渐消失。

随着锻炼的深入，当矿泉水瓶已无法满足需求时，可转而使用哑铃。哑铃重量需根据个人情况选择，女性一般 1.5~3 千克即可。锻炼时，站直身体，双手紧握哑铃，掌心向前，置于身体两侧。抬起右膝，腹部保持紧张，屈肘将哑铃向胸部提起，此过程中肘部和大臂紧贴身体不动。提起后放下右脚，换另一只脚继续，重复动作。

深蹲，提臀减肥

深蹲，可以有效锻炼臀部肌肉，素有"不深蹲无翘臀"之说。

深蹲练习方法：站立，抬头挺胸，双脚与肩同宽，平行向前，脚尖正对前方。缓慢下蹲，保持上身姿态不变，膝盖方向与脚尖一致。下蹲至大小腿夹角 70°~80°，体验肌肉紧绷感。大腿发力站起，直至站直。可根据个人情况选择是否肩负杠铃。

每天做 30 分钟深蹲，能提臀减肥，塑造优美腿型；还能改善心脏功能，增强腿部力量，延缓衰老。在练习过程中，需保持上身挺直，腰部不弯，膝关节不超过脚尖，与脚尖方向一致。下蹲至大腿与地面平行即可，避免过低造成关节损伤。有心脏疾病或高血压者，练习前需咨询医生，制订适宜的训练计划。

高抬腿，消除"大象腿"

高抬腿，不仅可改善心肺功能，去除腹部多余脂肪，锻炼腹肌，还能增强腿部力量，加速大腿脂肪消耗，实现瘦腿目标。

高抬腿练习方法：双手叉腰，上身挺直，目视前方，双脚直立。交替抬腿，大腿与小腿成直角，用力收腹，大腿抬至与地面平行。脚踏地有力，两臂前后摆动幅度大，与抬腿节奏协调。初期抬腿节奏为每秒 1 次，原地运动 1 分钟；逐渐加快至每 0.5 秒 1 次，持续 60~120 秒，休息 1 分钟后重复。每次锻炼5 分钟，根据个人体质逐步延长时间。

每日锻炼时长以一刻钟左右为宜，避开饱腹时段，推荐早起与晚睡前后进行，既不干扰消化，又能有效消耗脂肪，尤其是腿部囤积的脂肪。

快走，"燃烧"脂肪

肥胖源于脂肪堆积，消耗低于摄入。快走可提升能量代谢水平，有效"燃烧"体内脂肪，达到减肥目的。相比缓慢行走，快走具有更明显的减肥效果。

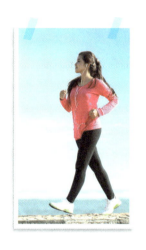

快走也需要掌握姿势和技巧：快走时需抬头挺胸，直视前方，肩膀放松打开，双臂自然下垂。手臂弯曲 90°，前后摆动而非左右摆动，双臂紧贴身体两侧。双手虚握拳，自然放松。收腹，紧绷腹部肌肉，提升姿态稳定性。依靠臀部力量带动行走，臀部自然松弛，避免过度紧张。室外快走的速度以每分钟100~120 步为宜，保持微喘、可交谈状态，每日锻炼 30 分钟即可。

游泳，减脂瘦身

游泳，作为一种全面且高效的减脂瘦身运动，其优势在于水中活动的强大阻力。这种阻力促使手脚运动时需动员更多肌肉力量，从而有效锻炼背部、胸部、腹部、臀部和腿部肌肉。为了维持运动，体内糖和脂肪不断被消耗，因此游泳能消耗全身多余脂肪，是理想的减肥方式。

游泳不仅能减脂瘦身，还能塑造身体线条，使身形匀称优美。游泳者可根据个人喜好选择泳姿，针对性加强特定部位的力量训练，有效减除赘肉。然而，不规范的动作可能导致锻炼效果大打折扣，甚至无法实现减肥目标。因此，在享受游泳带来的乐趣与益处时，掌握正确的游泳技巧同样不可忽视。

2. 有效控制体重的膳食方案

方案一：限制能量平衡膳食

限制能量平衡膳食的基本原则为低能量、低脂肪、优质蛋白质和复杂糖类，在膳食中还需要添加亚油酸、亚麻酸等必需脂肪酸，严格限制精制糖类食物和饮料的摄入，同时保证新鲜蔬菜和水果在膳食中的比重。推荐蛋白质、糖类和脂肪提供的能量分别占总能量的 15%~25%、20%~30%、55% 左右。限制能量平衡饮食主要分为三类：

①在目标摄入量基础上按一定比例递减（减少 30%~50%）；

②在目标摄入量基础上每日减少 2100 千焦左右；

③每日供能 4200~6300 千焦。

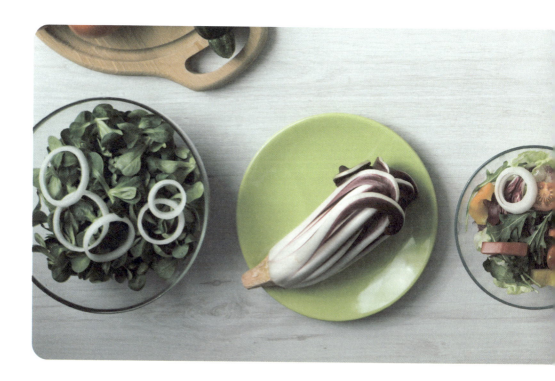

限制能量平衡膳食可有效减重，降低体脂，改善代谢，长期坚持即可达到减肥目标。其安全性与普适性高，适于所有年龄阶段及不同程度的肥胖人群。

方案二：低能量膳食

低能量膳食疗法是在满足蛋白质、维生素、矿物质、膳食纤维和水这五大营养素需求的前提下，减少糖类和脂肪的摄入，主要适用于轻度、中度肥胖者。要根据个人情况选择，并在医生指导下进行。

方案三：轻断食 / 间歇性断食

间歇性断食疗法（轻断食 5+2），即 1 周内 5 天正常进食，其余 2 天（非连续）摄取平常的 1/4 能量（女性约 2100 千焦 / 天，男性约 2500 千焦 / 天）的饮食模式。主要适用于轻度肥胖者。这种断食模式有益于体重控制和预防 2 型糖尿病，可改善代谢；但容易出现营养代谢紊乱，不适于孕妇、儿童和青少年减肥者长期使用。

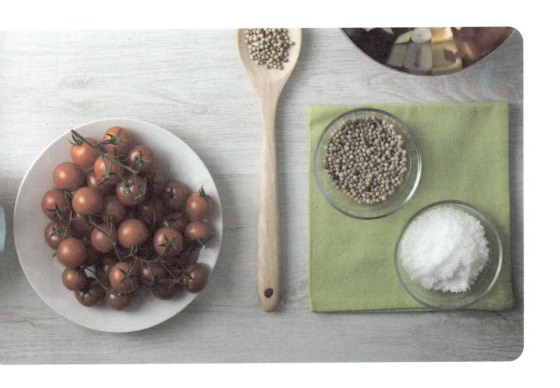

方案四：高蛋白膳食

高蛋白膳食是为了摄取足够的蛋白质，维持机体的正氮平衡（营养学中，把摄入蛋白质的量与排出蛋白质的量之间的关系称为氮平衡。摄入氮大于排出氮叫作正氮平衡），防止人体肌肉等瘦体组织中的蛋白质被动转为能量而被消耗。在高蛋白膳食中，以肉类和蛋类等高蛋白食物为主或添加蛋白粉，每日蛋白质摄入量超过每日总能量的20%，但一般不超过每日总能量的30%。这种膳食模式可有效管理超重和肥胖人群的体重与身体成分，并可降低心血管疾病风险，但使用时间不宜超过半年，且不适合孕妇、儿童、青少年和老年人，以及有肾脏疾病的肥胖患者。

方案五：代餐

代餐是以多维营养素粉或能量棒等非正常的餐饮形式代替一餐或多餐的膳食，或是代替一餐中的部分食物。减肥代餐食品具有高纤维、低热量、易饱腹等特点，因而食用代餐可以有效地控制食量和食物中的热量，进而达到减肥的目的。需要注意的是，代餐不适用于孕妇和儿童减肥。

方案六：地中海式饮食

地中海式饮食是指有利于健康的，简单、清淡及富含营养的平衡饮食结构。这种特殊的饮食结构强调多吃蔬菜、水果、鱼、豆类、坚果类食物，其次才是谷类，并且烹饪时要用植物油（含不饱和脂肪酸）来代替动物油（含饱和脂肪酸），尤其提倡用橄榄油。地中海式饮食能减少患心血管疾病和代谢综合征的风险，改善肾功能。

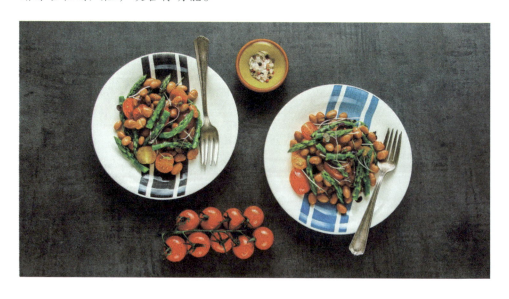

◆ 消化不良

消化不良是一种源于胃动力异常的病症，主要分为功能性消化不良与器质性消化不良两大类。该病症的典型症状为上腹部疼痛、过早的饱腹感、腹部胀气以及频繁嗳气等。若消化不良症状长期存在，可能会破坏肠道内的平衡状态，进而引发腹泻、便秘、腹部持续疼痛。

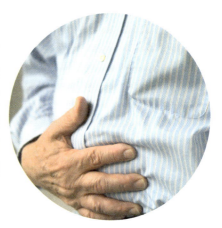

缓解消化不良的小妙招

1. 消化不良的日常生活护理

调整饮食习惯

保持规律的饮食习惯，每日三餐应定时进行，避免饥一顿饱一顿或暴饮暴食的行为，控制食量，以七八分饱为最佳状态。同时，在日常饮食中优先选择清淡、易消化的食品，如新鲜蔬菜、水果以及一些粥品等。此外，还需养成细嚼慢咽的习惯，通过充分咀嚼食物，可以使其更易于被胃肠消化吸收，从而有效减轻胃肠负担。

适量运动

饭后适当进行散步，不仅能够让身体得到放松，还可以促进胃肠蠕动。胃肠蠕动是消化过程中不可或缺的一环，它帮助食物在消化道内有效移动，从而加速食物的消化和吸收。餐后散步通过增加身体的轻微活动，避免了因食物堆积而导致的腹胀、不适等消化不良症状。

改善生活方式

改善生活方式是缓解消化不良的重要一环。首先，充足的睡眠能够促进身体内分泌系统的平衡，有利于激素的正常分泌，进而促进食物的消化与吸收。另外，减压放松同样不可忽视。现代生活节奏快，工作压力大，长期处于紧张状态会直接影响消化系统的正常运作。学会释放压力，通过冥想、听音乐、阅读等放松方式，可以有效缓解精神压力，避免其对消化功能的负面影响。这些放松活动能够降低身体的应激反应，减少胃酸分泌过多等消化不良症状。

2. 缓解消化不良拉伸法

①站立时身体保持放松，双脚分开与肩同宽，两臂自然伸直并与肩部保持在同一水平线上。吸气时，弯曲右腿，注意膝盖不要超过脚尖，左腿保持一条直线，保持这个姿势5～10秒。放松呼气，缓慢还原至初始站立姿势。左右腿交替进行一次为一组，可重复做多组。

②端坐于软垫之上，上身挺直，双腿向前伸直且两脚向上翘起。吸气，身体缓慢向前压，双手握住双脚脚尖，保持3~5秒。呼气，身体慢慢恢复原状。

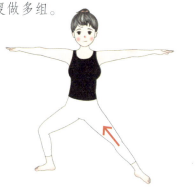
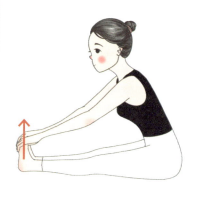

③平躺在软垫上，双手交叉并置于脑后。吸气时，双腿膝盖并拢并向上抬起，尽量向胸部靠近。呼气时，双腿缓慢向右侧转动，直至膝盖轻轻触地。保持这个姿势5~10秒后，呼气并恢复原位。左右各做一次为一组，可做多组。

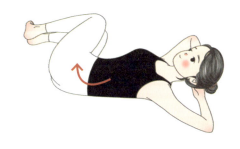

3. 缓解消化不良按摩法

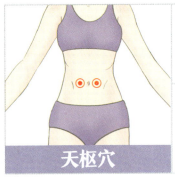

天枢穴

定位：位于腹中部，脐中旁开2寸。

按摩方法：用拇指指腹按揉天枢穴，持续1~3分钟，直到该区域产生酸胀感为宜。

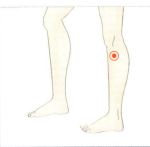

足三里穴

定位：位于小腿前外侧，当犊鼻下3寸，距胫骨前缘一横指（中指）。

按摩方法：用拇指指腹推按足三里穴，持续1～3分钟，直到该区域产生酸胀感为宜。

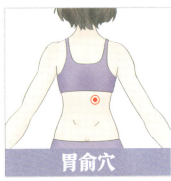

胃俞穴

定位：位于背部，第十二胸椎棘突下，后正中线旁开1.5寸。

按摩方法：用拇指指腹按揉胃俞穴100~200下，直到该区域产生酸胀感为宜。

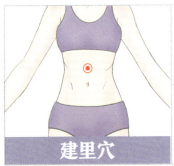

建里穴

定位：位于上腹部，前正中线上，当脐中上3寸。

按摩方法：用食指、中指指端按揉建里穴，持续2～3分钟，直到该区域产生酸胀感为宜。

4. 缓解消化不良刮痧法

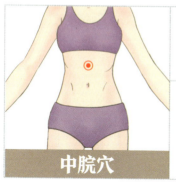

中脘穴

定位：位于上腹部，前正中线上，当脐中上4寸。

刮痧方法：用刮痧板的侧边对中脘穴进行刮拭，无须强求出痧，只要刮至皮肤表面潮红即可。

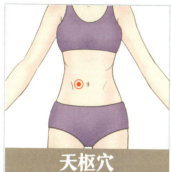

天枢穴

定位：位于腹中部，脐中旁开2寸。

刮痧方法：用面刮法对天枢穴进行刮痧，力度微轻，直至出痧为止。

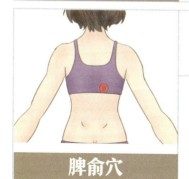

脾俞穴

定位：位于背部，当第十一胸椎棘突下，后正中线旁开1.5寸。

刮痧方法：用刮痧板的侧边从上至下刮拭脾俞穴，直至该区域皮肤变得潮红并感到温热为止。

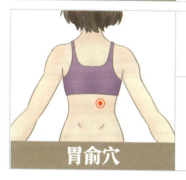

胃俞穴

定位：位于背部，当第十二胸椎棘突下，后正中线旁开1.5寸。

刮痧方法：用刮痧板的侧边从上至下刮拭胃俞穴，直至该区域皮肤变得潮红并感到温热为止。

◆ 便秘

我们通常所说的便秘，是指粪便在肠道内滞留时间过长，由此引发大便次数减少、质地干结以及难以顺畅排出或感觉排便未尽的现象。尽管便秘不被归类为一种疾病，但它确实给人们的日常生活带来了诸多不便。长期或严重的便秘状况可能引发一系列健康问题，包括但不限于肠道功能失调、毒素积累以及其他相关的身体不适。

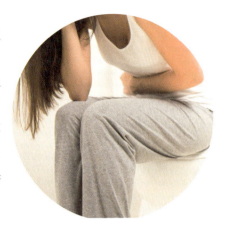

缓解便秘的小妙招

1. 多喝水、多吃粗粮

日常生活中，我们可以通过一系列简单而有效的小技巧，改善便秘。首先，排便困难时，多饮水。充足的水分能够软化粪便，减少肠道对粪便水分的吸收，从而有助于顺畅排便。其次，调整饮食结构同样也很重要。在饮食中适量添加一些粗粮，如糙米、燕麦和全麦面包，这些食物富含纤维，能有效促进肠道蠕动，加快食物通过肠道的速度。除了粗粮，增加水果和蔬菜的摄入也是缓解便秘的有效方法。水果和蔬菜不仅含有丰富的水分和膳食纤维，还能提供多种维生素和矿物质，有助于改善肠道环境，促进肠道健康。例如，香蕉、苹果、梨以及绿叶蔬菜等都是不错的选择。

有便意时不要抑制和忍耐，当身体发出排便信号时，应及时响应，避免粪便在肠道内停留过久，变得干燥难以排出。然而，需要注意的是，滥用泻药是万万不可取的。虽然泻药短期内可能帮助排便，但长期使用或滥用会导致脱水，进一步加剧便秘的症状，并对肠道造成不可逆的伤害。因此，在使用泻药前应咨询医生，并严格按照医嘱使用。

此外，用餐休息后进行适当的锻炼也是促进肠道蠕动的好方法。散步、瑜伽等轻度运动不仅有助于消化，还能增强体质，改善整体健康状况。

2. 缓解便秘拉伸法

①平躺在软垫上，身体放松。臀部和左腿向右侧转，上半身向相反方向扭转。在这个过程中，左手伸直向头顶方向延伸，可以明显感受到脊柱的旋转动作。保持这个姿势，进行3~5次呼吸，然后放松身体，回到起始位置。左右各做一次为一组，可重复做多组。

②放松全身，双脚分开与肩同宽跪于软垫上，脚尖轻触地面。右手向后握住右脚的脚踝，同时左手伸直上举。在此过程中，需收紧腹部和臀部的肌肉，注意呼吸保持平稳。维持这个姿势5~10秒后，放松身体，回到起始位置。左右各做一次为一组，可重复做多组。

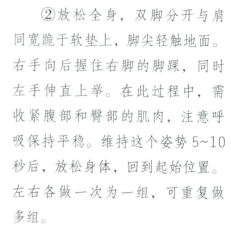

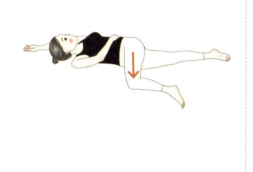

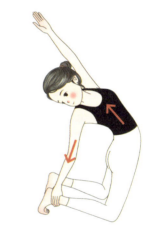

③全身放松平躺在软垫上，缓缓抬起左腿，收紧腹部肌肉。双手抱住左腿膝部，将左腿拉近胸口，注意整个动作要缓慢进行，避免突然用力。保持这个拉伸的姿势5~10秒，其间可以呼吸。之后，将左腿放回原位。左右各做一次为一组，可重复做多组。

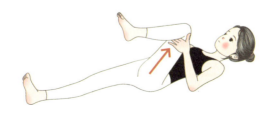

3. 缓解便秘按摩法

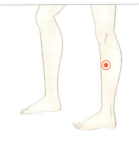

上巨虚穴

定位：位于小腿前外侧，当犊鼻下6寸，距胫骨前缘一横指（中指）。

按摩方法：用拇指指腹推按上巨虚穴，持续1~3分钟，直到该区域产生酸胀感为宜。

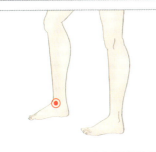

商丘穴

定位：位于足内踝前下方凹陷中，当舟骨粗隆与内踝尖连线的中点处。

按摩方法：用拇指指尖用力掐揉商丘穴100～200下，直到该区域产生酸胀感为宜。

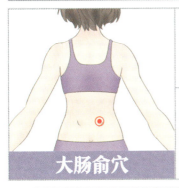

大肠俞穴

定位：位于腰部，当第四腰椎棘突下，后正中线旁开1.5寸。

按摩方法：用拇指指腹按揉大肠俞穴100~200下，直到该区域产生酸胀感为宜。

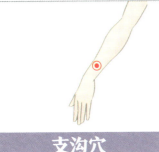

支沟穴

定位：位于前臂背侧，腕背侧远端横纹上3寸，尺骨与桡骨之间。

按摩方法：用拇指指腹按揉支沟穴100~200下，直到该区域产生酸胀感为宜。

4. 缓解便秘刮痧法

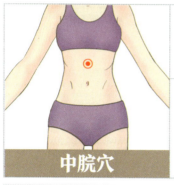

中脘穴

　　定位：位于上腹部，前正中线上，当脐中上4寸。

　　刮痧方法：用刮痧板的角部对中脘穴进行刮拭，无须强求出痧，只要刮至皮肤表面潮红即可。

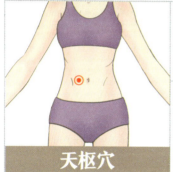

天枢穴

　　定位：位于腹中部，脐中旁开2寸。

　　刮痧方法：用刮痧板的角部点揉两侧的天枢穴，直到该区域产生酸胀感为宜。

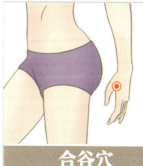

合谷穴

　　定位：位于手背，第一、二掌骨间，当第二掌骨桡侧的中点处。

　　刮痧方法：用刮痧板的一角反复刮拭合谷穴，力度适中，无须强求出痧。

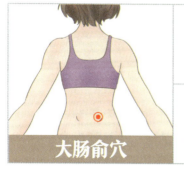

大肠俞穴

　　定位：位于腰部，当第四腰椎棘突下，后正中线旁开1.5寸。

　　刮痧方法：用面刮法，从上往下轻刮大肠俞，不能逆刮。对侧运用同样的手法操作。

骨关节问题

◆ 鼠标手

"鼠标手"是指由于长时间使用鼠标而导致的手部肌肉、神经、韧带等组织劳损所引发的一系列症状，医学上称为腕管综合征。

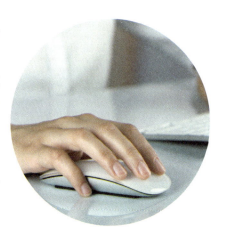

具体而言，当长时间操作鼠标时，手腕处于一种不自然的姿势，比如过度弯曲或伸展。这种持续的不良姿势会使腕管内的压力增高，腕管内有正中神经通过，过高的压力会压迫正中神经，从而引起手部麻木、刺痛、无力等症状。同时，频繁地点击鼠标按键，手部的肌肉也会长时间处于紧张状态，容易造成肌肉疲劳和损伤。

缓解鼠标手的小妙招

1. 鼠标手的日常生活护理

"鼠标手"，是现代办公族常见的一种职业病。为了有效缓解这一问题，我们可以采取以下简单而实用的方法。

首先，选择一个柔软的鼠标垫。这样的鼠标垫能够提供良好的支撑，有效分散手部与桌面的直接接触压力，让手腕在操作时更加舒适，减少疲劳感。

其次，合理安排工作与休息时间，每工作 2 小时务必活动一下手腕。简单的手腕旋转、拉伸动作，可以帮助促进血液循环，放松紧张的肌肉，预防手腕僵硬和疼痛。

如果已经出现手指僵硬的情况，不妨模仿弹钢琴的样子活动手指。轻轻地、快速地弯曲和伸展每个手指关节，这一动作不仅能增强手指灵活性，还能促进指尖血液循环，缓解手指麻木和僵硬。

此外，将传统鼠标更换为直立式鼠标也是一个明智的选择。直立鼠标的设计更符合人体工学原理，使用时手腕能处于更加自然的角度，有效减少手腕因长时间弯曲而受到的压力，从而缓解"鼠标手"的症状。

2. 缓解鼠标手拉伸法

①双手十指张开，掌心朝向下方，尽量扩展到最大限度，在这个过程中，你会感觉到手背以及前臂的肌肉逐渐紧绷起来。维持这个姿势 10~20 秒，随后缓缓放松手指。

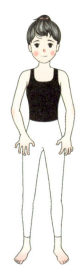

②坐姿，上半身放松自然挺立，将左手臂横置于胸前，使之与地面保持平行状态，随后用右手的腕部向另一侧肩膀拉近。

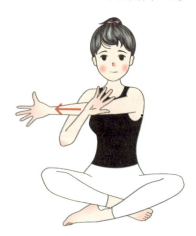

3. 缓解鼠标手按摩法

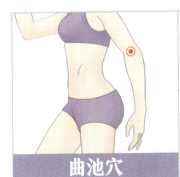

曲池穴

定位：位于肘横纹外侧端，屈肘，当尺泽与肱骨外上髁连线中点。

按摩方法：拇指适度用力揉按曲池穴2~3分钟，直到该区域产生酸胀感为宜。

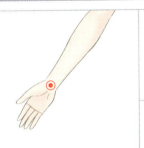

大陵穴

定位：位于腕掌侧远端横纹中，当掌长肌腱与桡侧腕屈肌腱之间。

按摩方法：指腹揉捏大陵穴5分钟。

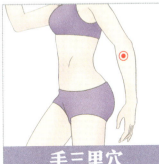

手三里穴

定位：位于前臂背面桡侧，当阳溪与曲池连线上，肘横纹下2寸。

按摩方法：用拇指指腹按在患侧手三里穴，其余四指放在穴位对侧，力度适中，按揉30~60秒。

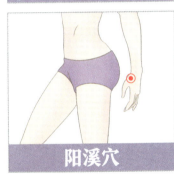

阳溪穴

定位：位于腕背横纹桡侧，当拇短伸肌腱与拇长伸肌腱之间的凹陷中。

按摩方法：用左手点按右手的阳溪穴，直到该区域产生酸胀感为宜。之后换手，用右手点按左手的阳溪穴。

◆腰背疼痛

腰背疼痛是一种常见的症状，其发生原因多种多样，但大部分的腰背疼痛是由于肌肉紧张、外伤或脊柱变形造成的。在日常生活中，无论是坐着还是站着，腰椎都需要承受很大的压力，这使得腰部肌肉和脊柱容易受到损伤。

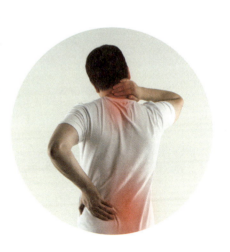

当腰背部出现疼痛时，这种疼痛不仅局限于腰部，还可能扩展到脖子、大腿等部位，给患者带来极大的不适。通常，腰背疼痛会出现痛、酸等感觉，严重时可能影响患者的日常生活和工作。

缓解腰背疼痛的小妙招

1. 缓解腰背疼痛拉伸法

①身体放松，脊柱自然直立，将双手交叉置于后颈部位。吸气，尽量将两肘向外展开，使两臂与双肩保持平行状态。维持这个姿势 5~10 秒，然后呼气，并逐渐还原到初始姿势。可重复做多次。

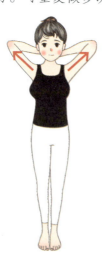

②趴在软垫上，双臂伸直且双腿并拢。吸气时，手臂用力将上半身撑起，同时头部自然后仰，感受脊柱一节一节地伸展开。当手臂完全伸直后，将身体的重心稳稳地落在腰背部。保持这个姿势，进行2~3次呼吸，然后缓缓放松身体，恢复到起始状态。可重复做多次。

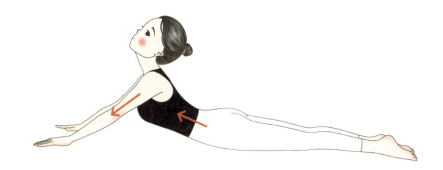

③跨步站立，上半身挺直，双脚分开至最大距离。吸气时，双手从身体两侧平举，与肩同高。呼气时，身体向右下倾斜，用右手握住右脚脚腕，左腿保持一条直线，左手上举至与右手在一条直线上，眼睛看向左手的方向，感受颈部和背部的伸展。维持这个姿势3~5秒后，换另一侧。左右各做一次为一组，可重复做多组。

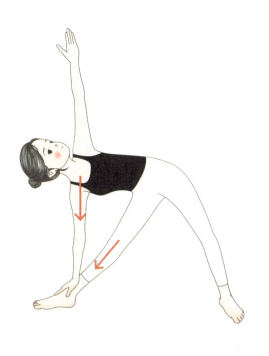

2. 缓解腰背疼痛按摩法

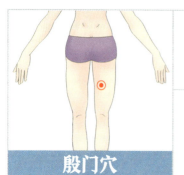

殷门穴

定位：位于大腿后面，当承扶与委中的连线上，承扶下6寸。

按摩方法：拇指适度用力揉按殷门穴100~200次，直到该区域产生酸胀感为宜。

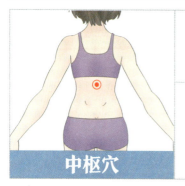

中枢穴

定位：位于背部，后正中线上，第十胸椎棘突下凹陷处。

按摩方法：用拇指指腹推按中枢穴，微用力推按3~5分钟，直到该区域产生酸胀感为宜。

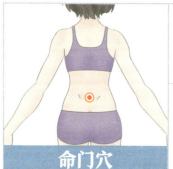

命门穴

定位：位于腰部，后正中线上，当第二腰椎棘突下凹陷中。

按摩方法：用拇指指腹揉按命门穴100~200次，直到该区域产生酸胀感为宜。

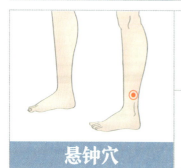

悬钟穴

定位：位于小腿外侧，外踝尖上3寸处，腓骨前缘。

按摩方法：用拇指指腹揉按悬钟穴3~5分钟，直到该区域产生酸胀感为宜。

3. 缓解腰背疼痛刮痧法

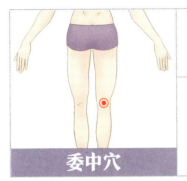

委中穴

　　定位：位于腘横纹中点，当股二头肌腱与半腱肌肌腱的中间。

　　刮痧方法：用面刮法刮拭委中穴，持续3~5分钟，力度轻柔，以皮肤微红为宜。

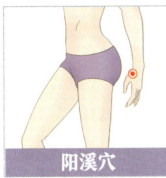

阳溪穴

　　定位：位于腕背横纹桡侧，当拇短伸肌腱与拇长伸肌腱之间的凹陷中。

　　刮痧方法：用角刮法自上而下刮拭阳溪穴，持续3~5分钟，直至刮出痧。

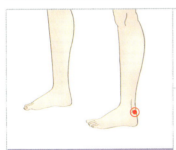

昆仑穴

　　定位：位于外踝后方，外踝尖与跟腱之间的凹陷处。

　　刮痧方法：用角刮法刮拭昆仑穴，持续3~5分钟，直至刮出痧。

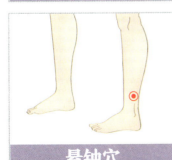

悬钟穴

　　定位：位于小腿外侧，外踝尖上3寸处，腓骨前缘。

　　刮痧方法：用角刮法刮拭悬钟穴，持续3~5分钟，直到该区域产生酸胀感为宜。

眼部问题

◆ 眼部疲劳不适

眼部疲劳不适，通常是由于长时间看电视、电脑、手机等造成的，其表现形式多种多样。常见的症状包括眼睛及其周围区域出现疼痛感、视力变得模糊、眼睛感觉干涩、头部胀痛等。视疲劳并非一种独立的疾病，而是由多种原因共同引起的综合症状。其发病原因广泛，涵盖了近视、远视等视力问题，身体过度劳累，光线照射不均匀以及斜视等多种因素。

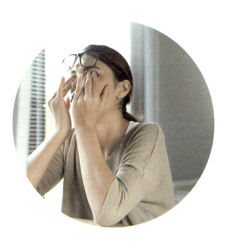

缓解眼部疲劳的小妙招

1. 眼部疲劳的日常生活护理

定时休息：每用眼 45 分钟左右就远眺 5~10 分钟，让眼睛得到休息。

眨眼练习：有意识地增加眨眼频率，促进泪液分泌，保持眼睛湿润，缓解干涩。

热敷：使用温热的毛巾轻敷眼部，可以促进眼部血液循环，缓解肌肉紧张。

调整屏幕亮度与色温：确保电脑屏幕亮度适中，色温偏暖，减少蓝光对眼睛的刺激。

多喝水与饮茶：保持体内水分充足，适量饮用绿茶等含抗氧化物质的饮品。

增加胡萝卜素的摄入：胡萝卜素在人体内能转化为维生素 A，不仅具有抗氧化作用，还有助于增强视力，缓解视疲劳。此外，胡萝卜素还能预防夜盲症、干眼症和白内障等眼部疾病。

使用人工泪液或滴眼液：在眼睛干涩时，适量使用人工泪液或医生推荐的滴眼液，能有效滋润眼球，减轻疲劳感，缓解不适。

增加户外活动：自然光有助于调节眼睛焦距，减少近视风险，同时户外活动也能让眼睛得到放松。

调整工作与生活习惯：保持充足睡眠，避免熬夜，减少长时间连续用眼，不在晚上关灯后使用手机或电脑。

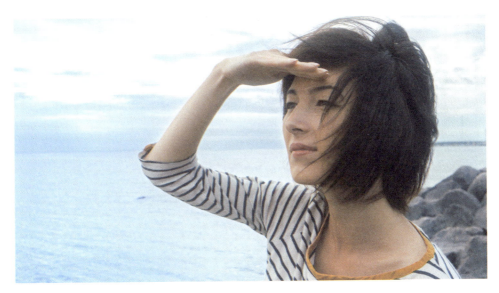

2. 缓解眼部疲劳拉伸法

①全身放松，双眼轻闭，随后用两手的拇指和食指缓慢而轻柔地按压眼睑。接着，可以轻轻提起上眼睑。可重复做多次。

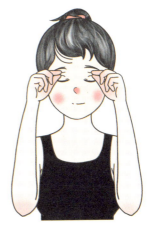

②轻闭双眼，让眼球缓慢地向左转动，然后再向右转动，保持匀速，可重复进行多次。

③在休息间隙，站在窗前深呼吸，吸气时眼睛自然地望向远方，并保持约2秒；随后，慢慢呼气，同时眼睛转向近处物体。可重复做多次。

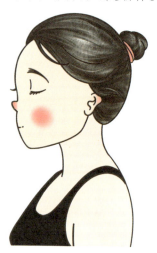

3. 缓解眼部疲劳按摩法

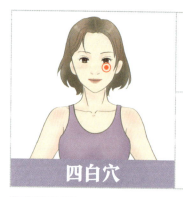

四白穴

定位：位于面部，瞳孔直下，当眶下孔凹陷处。

按摩方法：用食指指腹适度用力揉按四白穴60~100次，直到该区域皮肤变潮红。

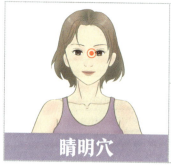

睛明穴

定位：位于面部，目内眦角稍上方凹陷处。

按摩方法：用拇指指腹揉按睛明穴100次，直到该区域产生酸胀感为宜。

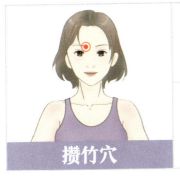

定位：位于面部，眉毛内侧边缘凹陷处。

按摩方法：用拇指指腹揉按攒竹穴 100 次，直到该区域产生酸胀感为宜。

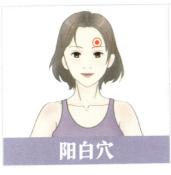

定位：位于前额部，瞳孔直上，眉毛上方 1 寸处。

按摩方法：用拇指指腹揉按阳白穴 2~3 分钟，直到该区域产生酸胀感为宜。

4. 缓解眼部疲劳刮痧法

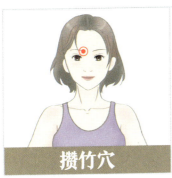

定位：位于面部，眉毛内侧边缘凹陷处。

刮痧方法：用刮痧板的角部顺着眉毛方向刮拭，在攒竹穴的位置重点刮拭。

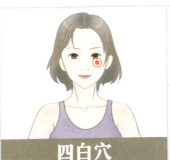

定位：位于面部，瞳孔直下，当眶下孔凹陷处。

刮痧方法：用刮痧板的角部刮拭，力度适中，直到该区域皮肤潮红发热。

妇科问题

◆ 月经不调

月经不调是指女性的月经周期、经期或经量出现异常，可能表现为月经周期过长或过短、经期延长或缩短、经量过多或过少等。这是一种常见的妇科疾病，对女性的生活和健康产生一定影响。引起月经不调的因素有很多，包括精神因素、劳累过度、生活规律改变、饮食改变、环境改变、寒冷刺激、使用激素等。

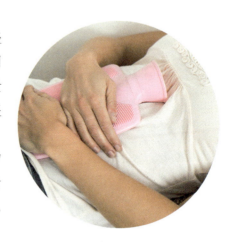

缓解月经不调的小妙招

1. 月经不调的日常生活护理

月经不调，需要从饮食和生活习惯两个方面调理。经行之时，女性应特别注意饮食，勿食寒凉食物，如凉拌菜、西瓜、椰子汁以及刚从冰箱取出的食品和冷饮。这些生冷食物可能导致月经骤止、淋漓不尽或疼痛加剧。同时，螃蟹、田螺等也属于寒凉食物，经期应避免食用。应多食用一些具有减压作用的食物，如香蕉、卷心菜、土豆、虾、巧克力、火腿、玉米和西红柿等，这些食物有助于调节情绪，缓解经期不适。

除了饮食，生活习惯的调整也至关重要。经期应避免游泳、盆浴以及涉水、淋雨等，以免造成寒湿滞留和血液循环障碍。

在经期，女性还应避免提重物和做剧烈运动，以免下腹部用力导致经血过多或经期延长。但是做适度的温和运动如散步、瑜伽等，有助于放松肌肉，促进血液循环，防止水分滞留。

在日常生活中，还应保持规律的生活作息、充足的睡眠、均衡的营养以及愉悦的心情。避免焦虑紧张，保持平和的心态，有助于调节内分泌，缓解月经不调的症状。

2. 缓解月经不调拉伸法

①跪立，双手自然分开，宽度与肩部相同，手掌贴地。双腿分开，间距大约为一个髋部的宽度，确保双臂与大腿均与地面保持垂直状态。

②呼气，缓缓低头并含胸，背部形成弓形，目光聚焦于收缩的腹部。在此过程中，头颈自然下垂。此动作重复进行5次。

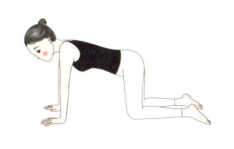
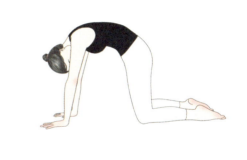

③吸气，抬头，同时臀部向上提升，腰部则自然下沉，眼睛随之向上看。

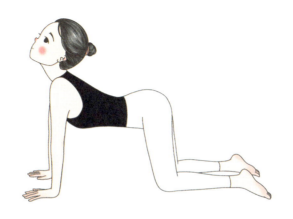

3. 缓解月经不调按摩法

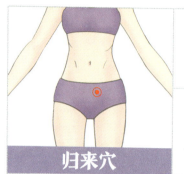

归来穴

定位：位于腹部，当脐中下4寸，前正中线旁开2寸。

按摩方法：用食指、中指指腹揉按归来穴3~5分钟，直至该区域产生酸胀感为宜。

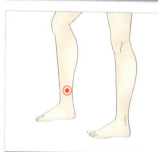

三阴交穴

定位：位于小腿内侧，当足内踝尖上3寸，胫骨内侧缘后方。

按摩方法：用拇指指腹揉按三阴交穴100次，直至该区域产生酸胀感为宜。

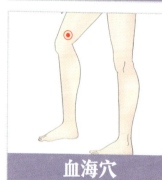

血海穴

定位：位于大腿内侧，髌底内侧端上2寸，当股四头肌内侧头的隆起处。

按摩方法：用拇指指腹揉按血海穴100次，直至该区域产生酸胀感为宜。

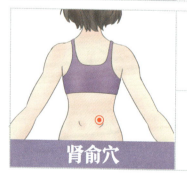

肾俞穴

定位：位于腰部，第二腰椎棘突下，后正中线旁开1.5寸。

按摩方法：用拇指指腹揉按肾俞穴100~200次，直至该区域产生酸胀感为宜。

4. 缓解月经不调刮痧法

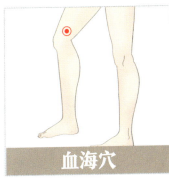

血海穴

定位：位于大腿内侧，髌底内侧端上 2 寸，当股四头肌内侧头的隆起处。

刮痧方法：用面刮法刮拭血海穴 30 次，直至皮肤出现红晕为宜。

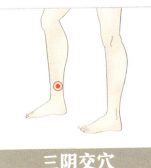

三阴交穴

定位：位于小腿内侧，当足内踝尖上 3 寸，胫骨内侧缘后方。

刮痧方法：用面刮法刮拭三阴交穴 30 次，直至皮肤发红出痧为宜。

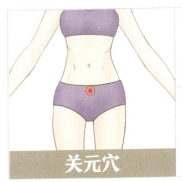

关元穴

定位：位于下腹部，前正中线上，当脐中下 3 寸。

刮痧方法：用面刮法刮拭关元穴 30 次，力度由轻到重，直至皮肤潮红发热为宜。

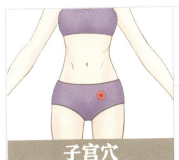

子宫穴

定位：位于下腹部，当脐中下 4 寸，前正中线旁开 3 寸。

刮痧方法：用角刮法刮拭子宫穴 30 次，沿着顺时针方向旋动刮痧板，力度需轻柔。

◆痛经

痛经是常见的妇科症状，主要表现为月经前后或月经期间出现的下腹部疼痛、坠胀感，并常常伴随着腰酸等不适感。通常在月经来潮后开始，或者在经前12小时出现，其中月经的第一天疼痛最为剧烈，随后2~3天内会逐渐缓解。除了下腹部的疼痛，痛经还可能引发恶心、呕吐、腹泻、头晕和乏力等症状。在痛经较为严重时，患者甚至可能出现面色发白、出冷汗等体征，但妇科检查并无器质性病变。

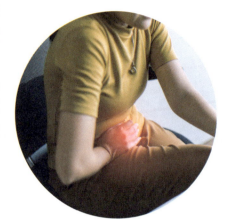

缓解痛经的小妙招

1. 痛经的日常生活护理

痛经是经期常见的不适症状，但通过一些简单而有效的方法，可以有效缓解这种不适。

首先，经期保暖很重要。由于寒冷容易加剧子宫收缩，导致疼痛加剧，因此经期要避免受寒及感冒，穿着上要选择保暖性好的衣物，保护腹部和腰部不受凉。经期应禁食冷饮及寒凉食物，这些食物同样会促进子宫收缩，增加痛感。此外，经期还应避免游泳、盆浴和冷水浴，以防止感染及进一步的身体受寒。

保持良好的经期卫生也是缓解痛经的重要一环，使用干净、透气的卫生用品，并定时更换，有助于减少细菌滋生，保持私处健康。心理层面的调节同样不可忽视，保持心情舒畅，学会消除焦虑和压力，可以通过冥想、听音乐等方式放松身心，这些都有助于减轻痛经带来的不适。

饮食方面，多喝热牛奶是一个既简单又实用的方法，尤其是睡前喝一杯加蜂蜜的热牛奶，不仅能温暖身体，牛奶中的钙质和蜂蜜中的天然糖分还能帮助放松神经，促进睡眠，从而缓解痛经。此外，适当的运动也有助于改善痛经，如练习瑜伽或轻柔体操等，这些动作能够放松肌肉及神经，增强体质，减轻经期的不适感。

2. 缓解痛经拉伸法

①放松身体，端坐于软垫上，保持上身挺直。双脚掌相对，打开骨盆。吸气时，缓慢地将身体前倾，尽量让手臂贴近地面，同时头部靠近手背。维持这个姿势3~5秒后，呼气并逐渐放松，恢复到最初的坐姿状态。

②以双手撑地跪于地面，两膝分开，与肩宽保持一致。吸气时，头部自然向后仰起，同时背部与腰部下沉，维持这个姿势2~3秒。呼气，头部下低，背部与腰部随之弓起，确保呼吸顺畅，保持这个弓背姿势2~3秒后，放松身体，恢复到最初的姿势。

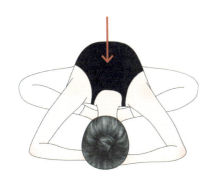
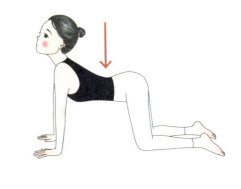

③全身放松，俯卧在软垫上，双臂与双腿均保持伸直状态。吸气，手臂与双腿同时向上抬起，仅留腹部接触垫子。维持这个姿势，进行3~5次呼吸后，再缓缓放松，回到最初的俯卧姿势。

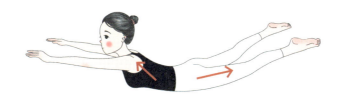

3. 缓解痛经按摩法

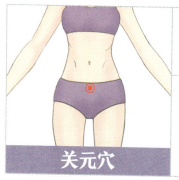

关元穴

定位：位于下腹部，前正中线上，当脐中下3寸。

按摩方法：用手掌顺时针轻揉关元穴，持续3~5分钟，力度适中，直至该区域皮肤潮红、发热为宜。

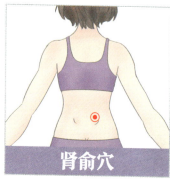

肾俞穴

定位：位于腰部，第二腰椎棘突下，后正中线旁开1.5寸。

按摩方法：双掌交叠放在肾俞穴上，适当用力按压2分钟，直至该区域出现酸胀感为宜。

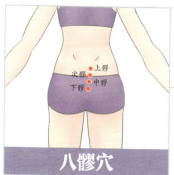

八髎穴

定位：位于腰骶孔处。上髎、次髎、中髎、下髎各一对，合称八髎。

按摩方法：双掌交叠放在八髎穴上，适当用力按揉2分钟，直至该区域皮肤透热为宜。

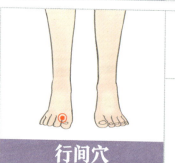

行间穴

定位：位于足背侧，当第一、二趾间，趾蹼缘后方赤白肉际位置。

按摩方法：拇指指腹放在行间穴上，适当用力推揉1分钟，直至该区域出现酸胀感为宜。

4. 缓解痛经刮痧法

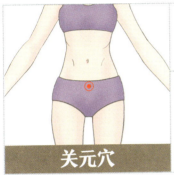

关元穴

定位：位于下腹部，前正中线上，当脐中下 3 寸。

刮痧方法：用面刮法，由轻至重地刮拭关元穴 20~30 次，直至该区域皮肤潮红、发热为宜。

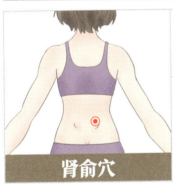

肾俞穴

定位：位于腰部，第二腰椎棘突下，后正中线旁开 1.5 寸。

刮痧方法：用刮痧板的角部由轻至重地刮拭肾俞穴 20~30 次，直至该区域皮肤潮红、发热为宜。

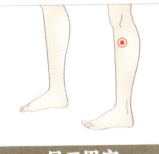

足三里穴

定位：位于小腿前外侧，当犊鼻下 3 寸，距胫骨前缘一横指（中指）。

刮痧方法：用刮痧板的角部由上至下刮拭足三里穴 20~30 次，力度较重，不强求出痧。

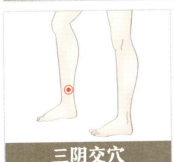

三阴交穴

定位：位于小腿内侧，当足内踝尖上 3 寸，胫骨内侧缘后方。

刮痧方法：用角刮法刮拭三阴交穴 20~30 次，力度适中，直至该区域皮肤潮红、出痧为宜。

皮肤与毛发问题

◆ 皮肤干燥

皮肤干燥是许多人在日常生活中常遇到的肌肤问题,它不仅影响外观的美感,还可能伴随着紧绷、瘙痒等不适感。皮肤之所以会变得干燥粗糙,往往与环境因素、生活习惯以及个人肤质密切相关。例如,冬季空气湿度低,加上使用暖气或空调,会加速皮肤水分流失,导致皮肤变得干燥。此外,不恰当的清洁方式,如使用过热的水洗澡、过度搓洗或使用碱性过强的清洁产品,也会破坏皮肤表面的天然油脂层,使皮肤失去保护屏障,变得更加粗糙。

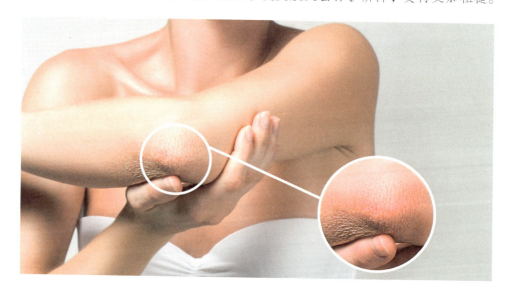

改善皮肤干燥的小妙招

1. 日常护理改善皮肤干燥

选择合适的护肤品,依据个人的皮肤属性(如干性、油性、混合性或敏感性)、特定的时间(如早晚护肤需求不同)以及当前的气候条件(如干燥或潮湿季节)来综合考虑。正确的护肤品能够有针对性地为肌肤提供所需的营养与保护。

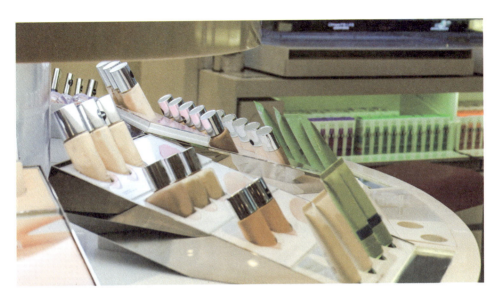

在使用护肤品时，面部清洁是基础且至关重要的一步。彻底的清洁能够去除皮肤表面的污垢、多余油脂以及化妆品残留，为后续的护肤程序打下良好的基础。紧接着，使用护肤霜来补充皮肤所需的油分和水分，有助于维持皮肤的屏障功能，使其保持洁净、滋润。

此外，定期祛除死皮也能改善皮肤状态。随着皮肤进行新陈代谢，死皮细胞会在皮肤表面堆积，导致肌肤触感粗糙，肤色暗沉。因此，每1~2周使用祛死皮膏去除这些死皮细胞，不仅能够让肌肤变得更加柔软洁净，还能促进后续护肤品的吸收，使肌肤呈现出更加明亮、光滑的状态。

2. 饮食改善皮肤干燥

首先，增加各种维生素的摄入。维生素C、E及A等对于防止皮肤老化、促进胶原蛋白合成以及保护皮肤免受外界环境伤害具有显著效果。通过摄入富含这些维生素的食物，如柑橘类水果、坚果、绿叶蔬菜及胡萝卜等，可以有效改善皮肤干燥。

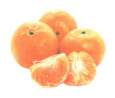

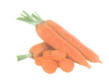

其次，多吃含胶原蛋白和弹性蛋白丰富的食物。胶原蛋白是保证皮肤弹性和紧致度的主要成分，能使细胞变得丰满，从而减少皱纹，使肌肤更加丰润。因此，在日常饮食中，可适当增加蹄筋、虾、三文鱼、猪皮、鸡皮等富含胶原蛋白食物的摄入，为皮肤提供充足的营养支持。

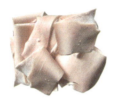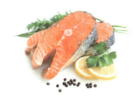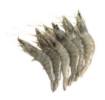

再次，增加微量元素的摄入。海参等海产品富含多种微量元素、氨基酸和蛋白质，它们能够增强表皮细胞的活力，使皮肤变得更加柔嫩、白皙，并有助于减缓皮肤衰老和皱纹的产生。

最后，每天要喝足量的水。皮肤的水分含量与其细嫩程度密切相关，因此，养成定时饮水的习惯，确保身体及皮肤得到充足的水分补充，是维持皮肤健康的重要措施。通过合理的饮食调整，我们可以从内而外地改善皮肤状态，让肌肤焕发出自然的光彩。

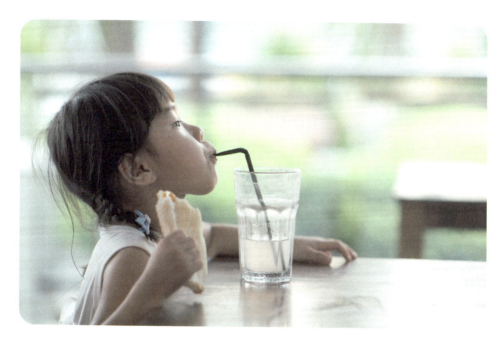

◆ 黑眼圈

黑眼圈是指眼部周围皮肤出现蓝黑色或黯黑色的环状区域。眼周微血管密集，若因熬夜等因素导致眼睑得不到充分休息，血管会持续紧张收缩，血流量长时间增加，进而引起眼圈皮下组织血管瘀血和水肿，滞留下黯黑的阴影。除了熬夜，化妆品使用过度、吸烟、年老、月经不调、孕晚期以及某些肝病和肾病等因素，也都可能导致眼圈发黑。

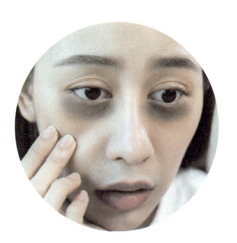

祛除黑眼圈的小妙招

1. 简单有效的祛黑眼圈法

熟鸡蛋敷眼法

煮熟的鸡蛋去壳后，用柔软的毛巾包裹，然后闭上眼睛，用温热的鸡蛋在眼部周围轻柔地按摩。这种方法借助鸡蛋的温度和按摩的力量，促进血液循环，从而有效缓解黑眼圈。

土豆片敷眼法

将新鲜的土豆切成薄片，于每晚睡前敷在眼部，保持20~30分钟后取下。土豆中的天然成分有助于淡化后天形成的黑眼圈，让眼睛重现明亮光彩。

苹果退黑法

取一个新鲜多汁的苹果，切成薄片后敷在眼部，保持15分钟。维生素C不仅能促进胶原蛋白生成，还能加速血液循环，坚持每天使用，可以有效减轻黑眼圈。

毛巾热敷法

使用37~38℃的湿热毛巾，在睡前敷于眼部，当毛巾冷却后更换，重复多次。这种方法通过热敷的方式，促进眼部血液循环，尤其适合经常熬夜者。

红茶包敷眼法

将泡过茶的红茶包敷在黑眼圈上，保持约 5 分钟取下，也能有效祛除黑眼圈。

2. 祛黑眼圈按摩法

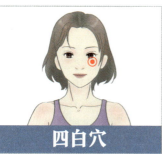

定位: 位于面部，瞳孔直下，当眶下孔凹陷处。

按摩方法: 用无名指按压四白穴 3~5 秒，连续做 10 次。

四白穴

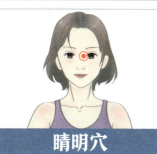

定位: 位于面部，目内眦角稍上方凹陷处。

按摩方法: 用无名指按压睛明穴 3~5 秒，连续做 10 次。

睛明穴

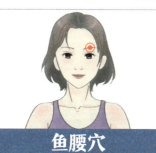

定位: 位于额头，瞳孔直上，眉毛中心处。

按摩方法: 用无名指按压鱼腰穴 3~5 秒，连续做 10 次。

鱼腰穴

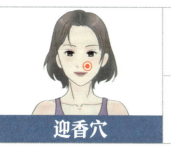

定位: 位于鼻翼外缘中点旁，当鼻唇沟中。

按摩方法: 用无名指按压迎香穴 3~5 秒，连续做 10 次。

迎香穴

3. 祛黑眼圈刮痧法

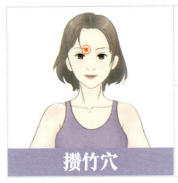

攒竹穴

定位：位于面部，眉毛内侧边缘凹陷处。

刮痧方法：用刮痧板角部顺着眉毛的方向刮拭，重点刮拭攒竹穴。

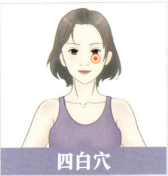

四白穴

定位：位于面部，瞳孔直下，当眶下孔凹陷处。

刮痧方法：用刮痧板角部刮拭四白穴，力度适中，直至该区域皮肤潮红发热为宜。

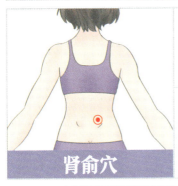

肾俞穴

定位：位于腰部，第二腰椎棘突下，后正中线旁开 1.5 寸。

刮痧方法：用刮痧板的厚边刮拭肾俞穴，力度适中，直至出痧为宜。

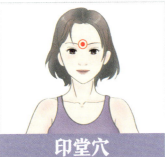

印堂穴

定位：位于额部，当两眉头连线中间。

刮痧方法：用刮痧板的厚边棱角刮拭印堂穴，力度适中，直至该区域皮肤发热为宜。

◆ 色斑

色斑，简而言之，是皮肤上出现的颜色较周围正常皮肤深的斑点或斑块，可以是棕色、黑色或蓝灰色，大小、形状各异，有的孤立存在，有的则密集分布。常见于面部、颈部、手背等暴露于阳光下的部位。

紫外线照射无疑是色斑形成的主要元凶之一。紫外线不仅能使皮肤中的黑色素细胞变活跃，加速黑色素的生成与沉积，还能损伤皮肤屏障，导致皮肤老化、炎症，进而加剧色素沉着。此外，不良的护肤习惯，如过度清洁、使用刺激性强的化妆品、忽视防晒等，也可能破坏皮肤屏障，诱发或加重色斑问题。

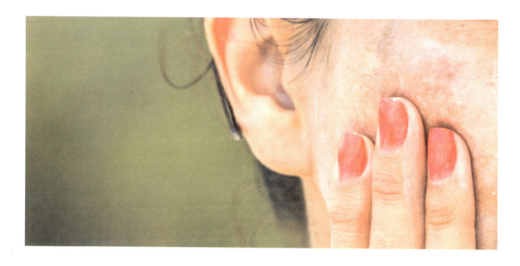

祛除色斑的小妙招

1. 日常护理祛除色斑

多防晒

防晒是预防和改善色斑的重要手段。每天出门前应涂抹防晒霜，并尽量避免在日照强烈时段长时间户外活动。即使阴天或冬季，防晒也不能忽视。

均衡饮食，增加抗氧化剂摄入

增加富含维生素C、E及Omega-3脂肪酸的食物，如柑橘类水果、坚果、深海鱼类等，这些食物中的抗氧化成分能有效抵抗自由基，减少色素沉淀。同时，保持水分充足，促进新陈代谢，有助于毒素排出，减少色斑形成。

使用含有美白成分的护肤品

选择含有熊果苷、维生素C衍生物、曲酸或烟酰胺等美白成分的护肤品，这些成分能够抑制酪氨酸酶活性，减少黑色素生成，并逐步淡化已形成的色斑。使用时，注意按照产品说明正确涂抹，并持之以恒。

定期去角质，促进肌肤更新

定期去除皮肤表面的老化角质，可以帮助美白成分更好地渗透至肌肤深层，同时促进新细胞的生成，使肤色更加均匀。但去角质不宜过度，以免损伤皮肤屏障，一般每周1~2次为宜。

2. 祛除色斑按摩法

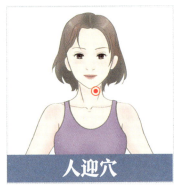

人迎穴

定位：位于颈部，喉结旁，当胸锁乳突肌的前缘，颈总动脉搏动处。

按摩方法：深吸气，用指腹按压人迎穴，再缓缓吐气，按压5秒为宜。

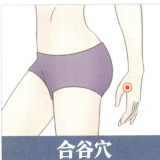

合谷穴

定位：位于手背，第一、二掌骨间，当第二掌骨桡侧的中点处。

按摩方法：深吸气，用指腹按压合谷穴，再缓缓吐气，按压5秒为宜。

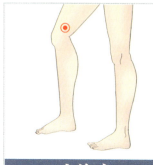

血海穴

定位: 位于大腿内侧，髌底内侧端上2寸，当股四头肌内侧头的隆起处。

按摩方法: 深吸气，用指腹按压血海穴，再缓缓吐气，按压5秒为宜。

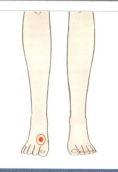

太冲穴

定位: 位于足背侧，当第一跖骨间隙的后方凹陷处。

按摩方法: 深吸气，用指腹按压太冲穴，再缓缓吐气，按压5秒为宜。

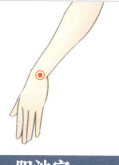

阳池穴

定位: 位于腕背侧远端横纹上，当指伸肌腱的尺侧缘凹陷处。

按摩方法: 深吸气，用指腹按压阳池穴，再缓缓吐气，按压5秒为宜。

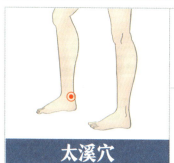

太溪穴

定位: 位于足内侧，内踝后方，当内踝尖与跟腱之间的凹陷处。

按摩方法: 深吸气，用指腹按压太溪穴，再缓缓吐气，按压5秒为宜。

3. 自制面膜祛除色斑

玫瑰中草药面膜

准备工作

从内向外，轻轻打圈按摩颈部、脸颊、太阳穴。接着，由上至下，轻轻打圈按摩额部。整个过程需重复4次。

自制面膜的材料

玫瑰精油1滴，当归粉1小匙，白芷粉1小匙，白茯苓粉1小匙，玫瑰花水3大匙。

使用方法

①将所有材料彻底搅拌均匀。

②用面膜刷将混合物均匀涂抹于面部。

③在面部覆盖一层湿纸巾，随后再用面膜刷轻刷一层混合物。

④保持敷面15分钟，之后取下湿纸巾，用温水彻底清洁面部。

⑤涂抹适量的水乳进行保湿。

维生素E面膜

准备工作

从内向外，轻轻打圈按摩颈部、脸颊、太阳穴。接着，由上至下，轻轻打圈按摩额部。整个过程需重复4次。

自制面膜的材料

维生素E胶囊2颗，柠檬汁1小匙，蜂蜜1小匙，面粉1大匙。

使用方法

①将柠檬去皮去籽，用榨汁机榨取汁液。

②将维生素E、榨好的柠檬汁、蜂蜜以及面粉充分混合均匀。

③用面膜刷，将混合均匀的液体均匀地涂抹在面部。

④在面部覆盖一层湿纸巾，并再次用面膜刷轻轻刷上一层混合物。

⑤等待15分钟后，用温水洗净面部，并涂抹适量的水乳进行保湿。

葡萄籽丝柏精油面膜

准备工作

从内向外，轻轻打圈按摩颈部、脸颊、太阳穴。接着，由上至下，轻轻打圈按摩额部。整个过程需重复4次。

自制面膜的材料

葡萄籽油10滴，丝柏精油5滴。

使用方法

①将两种精油均匀混合在一起。

②在中指上滴适量精油，随后均匀地将精油涂抹于脸部肌肤上。

③用中指以由内向外的打圈方式按摩皮肤，直至精油被肌肤完全吸收。

◆长痘

长痘是皮肤毛囊周围发生的一种炎症反应，形成凸起的皮疹，俗称"痘痘"或"痤疮"。长痘的主要原因是内分泌失调，这种失调直接导致皮脂腺分泌过多的油脂。这些过多的油脂会包裹在皮肤的毛囊周围，逐渐堵塞毛孔，使皮肤正常代谢产生的垃圾无法顺利排泄出来。当毛孔被堵塞后，油脂、死皮细胞和其他代谢废物就会在皮肤内部积聚，形成凸起的痘痘。

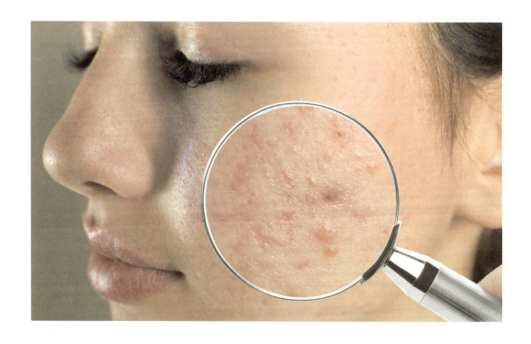

祛痘的小妙招

1. 日常护理祛痘

选择合适的洁面产品

根据自己的皮肤类型，选择适合的面部清洁产品，能有效去除多余油脂和污垢，从而控制痘痘滋生的源头。

调整好心态，保持积极乐观

压力、焦虑等负面情绪容易引发内分泌失调，进而加剧痘痘问题。因此，保持心情愉快，学会释放压力，对于祛痘也有不可忽视的作用。

养成良好的作息习惯

晚上9点到11点是人体免疫系统休息和排毒的时间，这个时间一定要休息，避免熬夜。充足的睡眠有助于肌肤修复和排毒，从而改善痘痘问题。

切忌抠、挤、挑痘

这些行为不仅会因为手上的细菌造成二次感染，还可能因挤压的力度导致皮下瘀血，留下难以消退的瘢痕。因此，面对痘痘，我们应保持耐心，采取科学的方法进行处理。

饮食规律，避免暴饮暴食

晨起一杯水对于祛痘有积极作用。这不仅可以补充身体晚上代谢失去的水分，还能冲刷肠道，促进毒素的排出。对于油性皮肤的人来说，早晨的第一杯水，有助于保持面部水油平衡。同时，养成清淡饮食的习惯，有助于减少油脂的分泌，减轻痤疮症状。多吃蔬菜水果，保持大便通畅，也是祛痘的重要辅助手段。少吃辛辣油腻的食品及甜食，这些食品会刺激出油，加重痘痘问题。

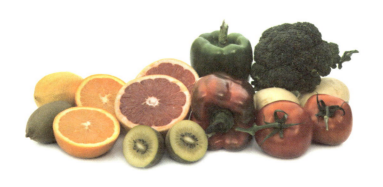

2. 祛痘按摩法

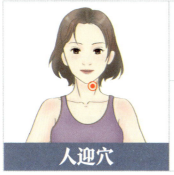

人迎穴

定位：位于颈部，喉结旁，当胸锁乳突肌的前缘，颈总动脉搏动处。

按摩方法：深吸气，用指腹按压人迎穴，再缓缓吐气，按压5秒为宜。

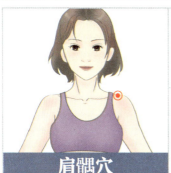

肩髃穴

定位：位于肩部三角肌上，臂外展或向前平伸时，当肩峰前下方凹陷处。

按摩方法：深吸气，用指腹按压肩髃穴，再缓缓吐气，按压5秒为宜。

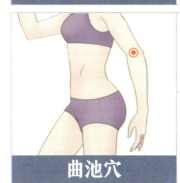

曲池穴

定位：位于肘横纹外侧端，屈肘，当尺泽与肱骨外上髁连线的中点。

按摩方法：深吸气，用指腹按压曲池穴，再缓缓吐气，按压5秒为宜。

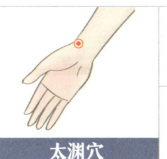

太渊穴

定位：位于腕掌侧横纹桡侧，桡动脉搏动处。

按摩方法：深吸气，用指腹按压太渊穴，再缓缓吐气，按压5秒为宜。

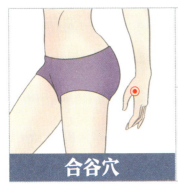

合谷穴

定位：位于手背，第一、二掌骨间，当第二掌骨桡侧的中点处。

按摩方法：深吸气，用指腹按压合谷穴，再缓缓吐气，按压5秒为宜。

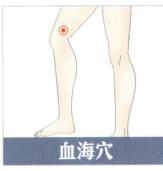

血海穴

定位：位于大腿内侧，髌底内侧端上2寸，当股四头肌内侧头的隆起处。

按摩方法：深吸气，用指腹按压血海穴，再缓缓吐气，按压5秒为宜。

3. 自制面膜祛痘

西瓜皮面膜

准备工作

从内向外，轻轻打圈按摩颈部、脸颊、太阳穴。接着，由上至下，轻轻打圈按摩额部。整个过程需重复4次。

自制面膜的材料

西瓜皮适量。

使用方法

①将西瓜皮切成薄片，置于干净容器中密封好，放入冰箱冷藏保存。

②半小时后，从冰箱中取出西瓜皮敷在脸部肌肤上。

③20分钟后取下，并用温水将脸部清洗干净。

④涂抹适量的水乳，以滋润和保护肌肤。

鱼腥草面膜

准备工作

从内向外，轻轻打圈按摩颈部、脸颊、太阳穴。接着，由上至下，轻轻打圈按摩额部。整个过程需重复 4 次。

自制面膜的材料

鱼腥草粉 3 小匙，纯净水 2 大匙。

使用方法

①将鱼腥草粉与纯净水充分混合，直至形成均匀的糊状。

②使用面膜刷，将鱼腥草糊均匀地涂抹在脸上。

③在脸部覆盖一层湿纸巾，随后再用面膜刷轻刷一层混合物。

④15 分钟后，用温水将脸部清洗干净。

⑤涂抹适量的水乳，以滋润和保护肌肤。

◆ 脱发

脱发，通常指的是头发的正常脱落，这是人体新陈代谢的自然过程，每个人每天都会有一定数量的头发自然脱落，这是正常的生理现象。

然而，当脱发量异常增多，超出了正常脱落的范围时，就被称为病理性脱发。病理性脱发往往与多种因素有关，其中头部水油不平衡、毛囊营养不良是主要原因。当头皮的油脂分泌过多或过少，或者毛囊得不到足够的营养支持时，头发的生长环境就会恶化，导致头发大量脱落。此外，压力过大也是引起病理性脱发的重要因素。

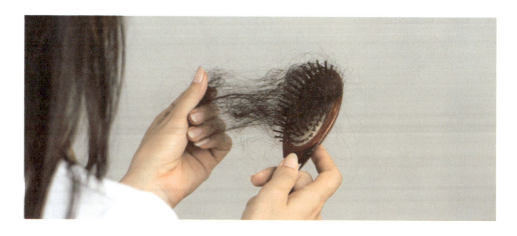

改善脱发的小妙招

1. 脱发的自我诊断

在日常生活中，如果你猛然察觉洗澡或洗头时掉落的头发比以往显著增多，甚至在照镜子时，头顶区域的头发明显稀疏，这都应当引起高度关注。

面对脱发这一全球尚无彻底治愈方案的难题，关键在于早期识别并采取正确的防脱措施。为了判断自己是否正面临脱发困扰，可以从以下几个方面进行细致观察：

①脱发数量明显增加：相较于平日，每日掉发数量若超过50~100根，便是一个不容忽视的迹象。

②发际线变化与发质改变：若发现发际线出现明显后退，或是原本粗硬的头发逐渐变得细软，这可能是脱发的早期信号。

③头顶区域头发稀疏：最直接可见的变化是，头顶部位的头发密度明显降低，显得愈发稀疏。

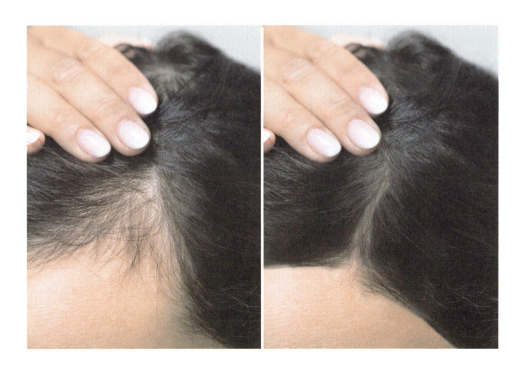

2. 饮食改善脱发

首先，铁质的补充对于维持头发健康很重要，因为它能帮助红细胞携带氧气至毛囊，促进头发生长。富含铁质的食物包括黄豆、黑豆、蛋类、虾、菠菜、胡萝卜以及马铃薯等，将它们纳入日常饮食，可以显著增加铁质的摄入量。

如果头发干枯、易断，则需补充植物蛋白。大豆、黑芝麻、玉米等食品不仅富含优质蛋白质，还能为发丝提供必要的氨基酸，增强头发的韧性和光泽。同时，多吃新鲜蔬菜和水果，它们含有的碱性物质有助于平衡体内酸碱度，为头发创造一个健康的生长环境。

碘质的摄入也不容忽视，因为头发的光泽度与甲状腺功能息息相关。海带、紫菜、牡蛎等海产品富含碘元素，适量食用能增强甲状腺分泌，促进头发健美。

在传统食疗中，桑葚与糯米的搭配能够补肝益肾、养血明目，长期食用可使头发乌黑亮丽。生菜有利尿排水、促进血液循环作用，有助于改善头皮血液循环，促进头发生长。黑米作为一种营养丰富的谷物，含有丰富的蛋白质、碳水化合物、B族维生素及维生素E等，不仅能改善缺铁性贫血，减轻血管脆性，还有养颜乌发的效果，是脱发人群的理想食材。

3. 从生活习惯改善脱发

避免碱性洗发水：碱性强的洗发水可能会破坏头皮的酸碱平衡，导致头皮环境失衡，加剧脱发。因此，选择温和、酸碱度适宜的洗发水很重要。

保证充足睡眠，减少熬夜：良好的睡眠有助于调节身体机能，减少脱发。特别是晚上10点至凌晨2点，是身体修复和生长的重要时段，应确保此期间睡眠充足。熬夜会扰乱生物钟，影响内分泌系统，间接导致头皮水油不平衡，加重脱发。

放松心情：情绪的起伏会直接影响内分泌系统，导致头皮水油不平衡。因此，学会调节情绪，保持心情愉悦，对减少脱发有积极作用。

日常护发：每日早、中、晚梳头10次，可促进头部的血液循环，有助于头发生长。梳理时可边梳边按摩头皮，增强发根部的血液供应。油性发质者，可适当增加洗头次数，去除多余油脂；干性发质者，则应以滋养头发为主，减少洗头次数，避免过度清洁导致头发干燥。洗发时，辅以轻缓的按摩，可提高清洁效果，促进头部新陈代谢，为头发提供更多养分。以每周洗发 3～4 次为宜，既能除去灰尘、止头痒，又有利于头部皮肤的呼吸。

4. 缓解脱发拉伸法

①身体自然放松，跪坐于软垫上。随后，双手撑于地面，缓慢将头顶逐渐靠近地面，身体重心渐渐转移至头部与手臂，双腿伸直，脚尖支撑，保持呼吸。3~5 秒后放松身体，回到初始位置。注意整个动作要慢，为了预防头部受伤，可以在头顶下垫上一块柔软的毛巾。

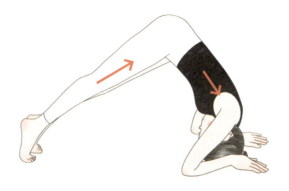

②身体放松跪坐于软垫上。接着，将头部贴近地面，双手握住双脚的脚腕部位。吸气，慢慢将臀部向上抬起，使身体重心转移到头部，维持3~5秒，保持平稳呼吸。随后，缓缓呼气并将身体还原至初始状态。

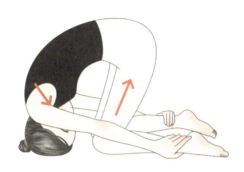

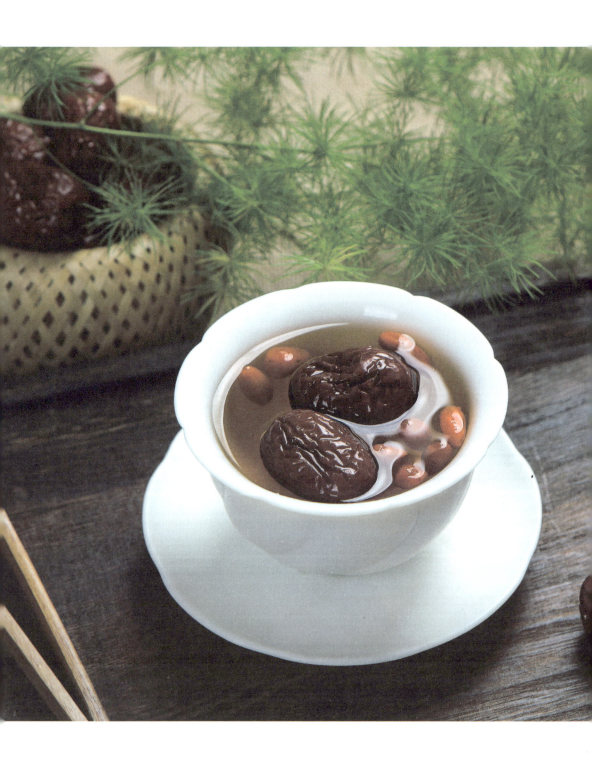

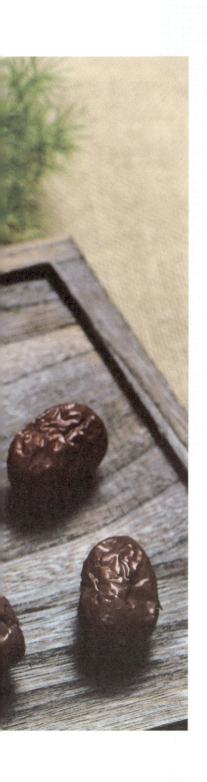

第三章

日常饮食调理，保持健康体质

中医有云："药补不如食补。"对于长时间处于高压工作环境中的办公室一族来说，一份五脏调养食谱，一杯贴心的养生茶，无疑是缓解疲劳、增强体质、预防疾病的绝佳选择。让我们从今天开始，将日常调理食谱与办公室养生茶融入生活，用食物的力量滋养身心，吃出健康体质，享受由内而外的美好与和谐。

扫码查看

★ AI健康助理
★ 长 寿 秘 诀
★ 控 糖 食 谱
★ 养 生 方 法

调养五脏食谱

◆ 养护肝脏食谱

乳鸽炖雪蛤

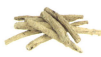

材料：乳鸽 1 只，猪肉片、雪蛤各 180 克，大枣 15 克，党参、枸杞子各适量。

调料：盐 4 克，白糖 8 克，鸡精 8 克。

做法：①将乳鸽收拾干净，与洗净切好的猪瘦肉一起汆水；雪蛤用水泡发；大枣、党参、枸杞子分别洗净备用。

②将所有原材料放入炖盅，加入调味料调匀，入蒸锅炖 3 小时即可。

功效：雪蛤能滋补强身，可治疗体弱气虚、神经衰弱、病后失调等病症。适量食用此汤，能修复肝损伤组织，有利于提气补肝。

洋葱拌猪肝

材料：猪肝 300 克，洋葱 100 克。

调料：盐 3 克，醋、辣椒油、香菜段、葱段各适量。

做法：①洗净食材，猪肝切片汆水煮熟；洋葱切丝，汆熟，捞出沥水。

②将猪肝、洋葱放入容器，加盐、醋、辣椒油、香菜、葱拌匀。

功效：猪肝富含维生素 C 和硒，这些成分有助于抗癌和抗疲劳。适量食用猪肝能够补气养肝，对肝功能异常者有益。

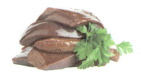
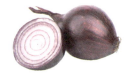

豆腐泥鳅汤

材料：泥鳅 200 克，豆腐 350 克。

调料：盐适量，香菇 4 个，葱适量，油菜一棵。

做法：①洗净油菜，水发香菇切片焯水备用。

②凉水入锅加豆腐、泥鳅，加味精、盐，煮 10 分钟捞出豆腐。

③热油炒葱花，加高汤、豆腐煮沸，再放油菜、香菇，勾芡淋香油装盘。

功效：泥鳅富含蛋白质、脂肪、碳水化合物及钙、磷、铁、维生素等，具有补脾利湿的功效，能减轻水肿，减少白蛋白流失，辅助补气养肝。

红烧鲫鱼

材料：鲫鱼 500 克。

调料：豆瓣酱 2 汤匙，胡椒粉、老抽各 1/2 汤匙，酱油 1 汤匙，黄酒 1 汤匙，植物油、食盐、蒜、葱、生姜各适量。

做法：①鲫鱼处理干净，两面划几刀，沥干。

②碗中调豆瓣酱、老抽、酱油及 2 汤匙水备用。

③姜片、蒜丁切好，煎鲫鱼后加黄酒焖 2 分钟。

④倒入调好的酱汁，小火焖 2 分钟，加蒜丁、盐，大火收汁，加葱段即可。

功效：鲫鱼肉质细嫩、口感鲜美，低脂肪、高营养，富含铁、钙等矿物质，能增进食欲，缓解肝病患者的厌食症状，还具有补气养肝之效，有助于肝病康复。

山楂黑豆红糖粥

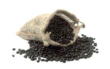 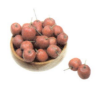 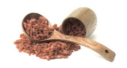

材料：黑豆 50 克，山楂 100 克，枸杞子 30 克，红糖 20 克。

做法：①山楂洗净，去核切碎；枸杞子、黑豆分别洗净，与山楂一同放入砂锅中，加适量清水，浸泡 1 小时。

②黑豆泡透后，先用大火煮沸，再改用小火煮至黑豆熟烂，加红糖拌匀即可。

功效：该粥具有滋补肝肾、活血化瘀的效果，适于心肝血虚、瘀血阻滞、消化不良的人群食用。

五味子蜜露

材料：五味子 30 克，大枣 20 颗，蜂蜜 100 克。

做法：①将五味子、大枣洗净，放入锅中，加 1500 克清水，小火煮至水剩 1/5，除去药渣。

②将汤汁放入大碗内，加入蜂蜜，隔水用小火炖 1 小时，冷却即可。

功效：该药膳具有养肝护肝、益气养血的效果，适用于肝血不足、肝功能受损、易疲劳的人群。

 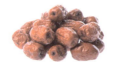 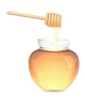

枸杞豆浆

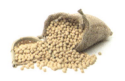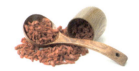

材料：黄豆 60 克，枸杞子 10 克。

做法：①将黄豆清洗干净，去除杂质，然后用清水浸泡 6 小时以上，直到黄豆充分泡涨；同时，将枸杞子清洗干净。

②将泡好的黄豆和清洗过的枸杞子一起放入豆浆机，加入适量的水，开启豆浆机，制作出熟豆浆。

功效：该药膳具有养肝明目的功效，适用于肝功能较弱、眼睛干涩疲劳、需要养肝的人群。

胡萝卜糯米粥

材料：糯米 100 克，胡萝卜 100 克，芫荽 10 克，食盐适量。

做法：①胡萝卜去皮洗净，切成细丝；芫荽洗净，剁成细末；糯米洗净，用冷水浸泡 3 小时，捞出沥干。

②锅中加入适量清水，放入糯米，大火煮沸后，搅拌几下，加入胡萝卜丝，改用小火煮至成粥。

③加入食盐、芫荽末，搅拌均匀，煮沸即可。

功效：该粥具有养肝明目、健脾益气的效果，适于肝血不足、视力下降、脾胃虚弱的人群食用。

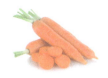

决明子海带汤

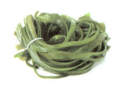 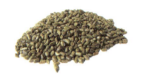

材料：海带 20 克，决明子 10 克。

做法：①海带洗净，切成粗丝；决明子洗净。

　　　②海带放在清水中浸泡 2 小时后，连清水一同放入砂锅中，加入决明子，大火煮沸，改小火炖 1 小时即可。

功效：该汤具有清肝明目、降脂排毒的效果，适用于肝火旺盛、高血压、高血脂、需要排毒养颜的人群。

麦冬大米粥

材料：大米 50 克，麦冬、枸杞子各 30 克。

做法：①麦冬、枸杞子洗净，放入砂锅中，加入适量清水，煎煮 20 分钟，去渣留汁。

　　　②将大米洗净，放入砂锅中，添加适量清水，煮至大米熟烂成粥即可。

功效：该粥具有滋补肝肾、养阴生津的效果，适于肝肾阴虚、目昏不明、体质虚弱的人群食用。

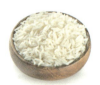 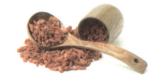

猪肉炒山药丝

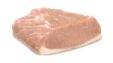

材料：猪肉 150 克，毛豆 50 克，山药 200 克，食盐、食用油、料酒、酱油、淀粉、白糖、蒜各适量。

做法：①猪肉洗净，切成细丝，用料酒、酱油、白糖和淀粉抓匀，腌制 15 分钟；山药去皮洗净，切片后泡在水中；蒜洗净，切成细末；毛豆洗净。

②锅中放入适量食用油烧热，放入猪肉翻匀、爆香，出锅沥油。

③将蒜末倒入锅中爆香，放入山药、毛豆炒熟，倒入肉丝炒至熟，加入食盐调味即可。

功效：该药膳具有养肝明目、滋阴润燥的效果，适于肝阴不足、目昏不明、阴虚火旺的人群食用。

牛肉蒸茶树菇

材料：牛肉 150 克，茶树菇 150 克，蒜蓉 18 克，姜蓉 8 克，葱花 3 克，盐、胡椒粉各 2 克，蚝油 5 克，干淀粉 8 克，生抽 7 毫升，料酒 8 毫升，食用油适量。

做法：①茶树菇洗净，切小段；牛肉洗净，切成薄片。

②切好的茶树菇摆放在蒸盘上，均匀撒上适量的盐进行腌制。

③牛肉片放入碗中，加入料酒、姜末、生抽、蚝油、胡椒粉、盐、食用油和干淀粉，充分搅拌均匀后腌制。

④腌制好的牛肉铺放在蒸盘上，撒上蒜末，摆放得整齐美观。准备好电蒸锅，待水烧开后将蒸盘放入，蒸至熟透，出锅前撒上葱花点缀即可。

功效：该药膳具有养肝解毒、增强肝功能的效果，适用于肝功能较弱、需要增强体质的人群。

◆养护心脏食谱

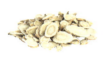

黄芪牛肉汤

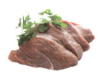

材料：黄芪6克，牛肉150克，花生米、大枣、莲子、香菇各适量。

调料：盐适量。

做法：①莲子、香菇、黄芪、花生米、大枣洗净后泡水涨发。
　　　②牛肉块焯水去杂质后，沥干放入砂锅，加入清水。
　　　③将泡好的莲子、香菇、黄芪、花生米、大枣放入砂锅，拌匀。
　　　大火煮沸后转小火，慢炖2小时。

功效：黄芪有很好的保护心脏作用，能扩张冠状动脉，改善心肌供血，
　　　提升身体的抗氧化能力，有效缓解冠心病患者的气短乏力症状。

瘦肉丹参粥

材料：水发大米90克，猪瘦肉100克，丹参少许。

调料：盐2克，料酒3毫升，水淀粉适量。

做法：①猪瘦肉切片，用盐、料酒、水淀粉腌10分钟。
　　　②砂锅烧水，加丹参、大米煮30分钟至熟软。
　　　③加入腌好的肉片，加盐调味，煮熟后盛出粥。

功效：丹参具有活血散瘀、凉血消肿、安神定志的功效。它通过抑制
　　　血栓形成，缓解微血管痉挛以及扩张冠状动脉，能有效治疗冠
　　　心病和心绞痛。

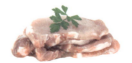

鲫鱼蒸山药

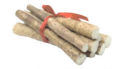

材料： 鲫鱼 300 克，山药 60 克，葱条 20 克，姜片 15 克，葱花、枸杞子各少许。

调料： 盐 2 克，鸡粉 2 克，料酒 6 毫升。

做法： ①山药去皮切粒，鲫鱼处理干净并切花刀。

②鲫鱼用姜片、葱条、料酒、盐、鸡粉腌 15 分钟。

③鲫鱼装盘，加山药粒和姜片，大火蒸 10 分钟，取出加葱花、枸杞子。

功效： 山药能预防心血管脂肪沉积，维护血管弹性，延缓动脉粥样硬化。鲫鱼能健脾开胃、通乳去湿。两者结合食用，具有养护心脏的功效。

冬瓜烧鸭肉

材料： 冬瓜 300 克，鸭肉 400 克，白芍 8 克，姜片、葱花各少许。

调料： 料酒 18 毫升，生抽 5 毫升，盐 2 克，水淀粉、食用油各适量。

做法： ①洗净食材，冬瓜切块，鸭块汆水，白芍加水煎药汁。

②热油爆姜，炒鸭块，加料酒、生抽，倒入药汁、冬瓜，烧开后小火焖熟，大火收汁，加盐，撒葱花。

功效： 白芍对心血管有益，能扩张冠状动脉并降血压，还具有抗血栓和抗血小板聚集的作用。鸭肉低脂且富含不饱和脂肪酸，有利于心脏健康。

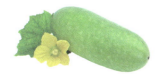

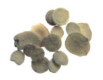

酸枣仁粳米粥

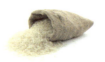 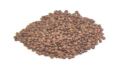

材料：粳米 100 克，酸枣仁 15 克。

做法：①将酸枣仁炒至熟透，随后置于锅内，添入适量清水熬煮，滤出汁液备用。

②将粳米清洗干净，倒入锅中，加入酸枣仁熬出的汁液，煮至粳米变得软烂即可食用。

功效：酸枣仁粳米粥具有养心安神、敛汗生津、补血养肝的功效，有助于调节神经系统，缓解紧张、焦虑情绪。

龙眼红糖粥

材料：粳米 100 克，龙眼肉 50 克，大枣 10 颗，红糖 20 克。

做法：①将粳米、大枣和龙眼肉分别洗净。

②将粳米、大枣、龙眼肉全部放入锅中，加入适量清水，大火煮沸后，改小火再煮 40 分钟。

③粳米快煮熟透时，加入红糖，继续煮至粥稠即可。

功效：该粥具有补中益气、养血安神、健脾养胃、补益心脾的功效，适合体质虚弱、气血不足、脾胃虚弱者食用。

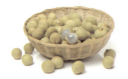 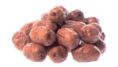 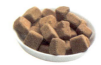

荷叶糯米粥

材料：糯米 60 克，荷叶 50 克，莲子 30 克，芡实 30 克，白糖适量。

做法：①将莲子、芡实、糯米分别洗净；荷叶洗净后，卷扎成三四个小卷。

②把全部材料放入锅中，加入适量清水，大火煮沸后，改用小火煮至成粥状，拣去荷叶，加入白糖调味即可。

功效：该粥具有养心安神、健脾止泻的功效，能改善心悸失眠、脾虚泄泻等症状。

龙眼蒸鸡

材料：童子鸡 1 只，龙眼肉 30 克，葱、生姜、料酒、食盐各适量。

做法：①生姜洗净切片，葱洗净切段。

②童子鸡宰杀去杂、洗净，在沸水中氽一下捞出，放入大碗中。

③加入龙眼肉、料酒、葱、生姜、食盐和适量清水，隔水蒸 1 小时左右，挑出葱、生姜即可。

功效：龙眼肉具有养心安神作用，童子鸡补中益气，二者结合，适用于体质虚弱、气血不足的人群。

 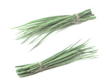 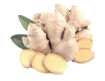

百合银耳大米粥

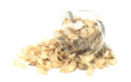

材料：大米 50 克，百合 30 克，银耳 10 克，冰糖适量。

做法：①百合洗净切碎，银耳用温水泡发后切碎，大米洗净。

②将大米、银耳和百合一起放入锅中，加适量清水煮粥，大火煮沸后改用小火煮熟，加入冰糖后，煮至冰糖溶化即可。

功效：该粥具有清心安神、补中益气的效果，适合心神不宁、失眠多梦、脾胃虚弱者食用。

蒸枸杞香蕉

材料：香蕉 2 根，枸杞 10 克，冰糖 10 克。

做法：①香蕉去皮，切成薄厚一致的片。

②将香蕉片摆入盘中，撒上适量的枸杞、冰糖。

③电蒸锅加水烧开上气，放入香蕉，蒸 8 分钟，将香蕉取出即可。

功效：香蕉富含钾和镁，有助于降低血压、减少心血管疾病风险，并放松肌肉；枸杞则能滋阴补肾，增强免疫力。两者结合，能补血安神。

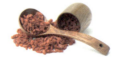

排骨百合莲子汤

材料：莲子、龙牙百合、枸杞、红枣、党参各适量，排骨 200 克，玉米 100 克，盐适量。

做法：①将莲子、龙牙百合、枸杞、红枣和党参分别放入装满水的碗中，浸泡一段时间。

②在锅内倒入清水并加热至沸腾，接着放入排骨，搅拌均匀，煮沸以去除杂质，之后取出排骨，沥去多余水分。

③锅中加水，加入排骨、玉米、莲子、红枣和党参，搅拌均匀后，煮沸 100 分钟。随后加入龙牙百合、枸杞和盐，继续煮至食材熟透，最后将煮好的汤倒入碗中即可享用。

功效：该药膳具有养心安神、益气养血效果，适用于心悸失眠、气血两虚的人群。

花生蒸排骨

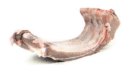

材料：排骨 250 克，花生 80 克，红椒丁 15 克，葱花 5 克，姜末 5 克，柱侯酱 5 克，生粉 8 克，腐乳汁 10 毫升，生抽 10 毫升，食用油适量。

做法：①洗净的排骨装碗，倒入花生，加入红椒丁、生抽、腐乳汁、柱侯酱、姜末拌匀，腌渍 15 分钟至入味，倒入生粉、食用油拌匀。

②将排骨装盘，放入已烧开上气的电蒸锅，蒸 30 分钟至排骨熟软入味。

③取出蒸好的排骨，撒上葱花即可。

功效：该药膳具有养心健脾功效，适于心脾两虚、体质虚弱者食用。

◆ 养护脾胃食谱

白扁豆粳米粥

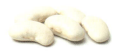
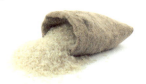

材料：粳米 100 克，白扁豆 60 克。

做法：①将洗净的粳米和白扁豆放入锅内。

②锅内加入适量的水，用大火烧开后，改小火煮至白扁豆软烂，粥即成。

功效：该粥具有健脾益气、和胃滋阴的效果，适于脾胃虚弱、暑湿内蕴的人群食用。

肉豆蔻粳米粥

材料：粳米 50 克，肉豆蔻 5 克，生姜适量。

做法：①肉豆蔻捣碎，粳米洗净，生姜清洗后切薄片。

②粳米倒入锅中，加入适量的水，用大火烧开后，加入肉豆蔻和生姜，煮至粥成。

功效：该粥具有健脾养胃、温中止泻的效果，适于脾胃虚寒、消化不良、腹泻不止的人群食用。

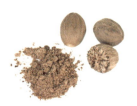
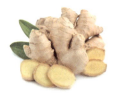

丁香陈皮煮鸡腿

  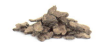

材料：鸡腿2只，姜3片，丁香、陈皮各8克，党参、白术各10克。

调料：盐适量。

做法：①洗净药材、鸡腿，泡发陈皮，鸡腿汆水备用。

②药材铺底，放鸡腿，加水淹过，加姜片、盐，上方封保鲜膜。

③煮熟即可。

功效：丁香能温暖胃部、驱散寒气，并缓解呕吐；陈皮能调理气机、和胃健脾。此菜能健脾和胃、调理气机，特别适合急性胃炎患者食用。

鳝鱼汤

材料：茯苓8克，姜片15克，鳝鱼180克，水发茶树菇80克。

调料：盐2克，鸡粉2克，料酒8毫升。

做法：①鳝鱼切段，茶树菇去根备用。

②砂锅烧水，加茯苓、茶树菇小火煮15分钟。

③加鳝鱼、姜片、料酒煮至食材熟透，调味即可。

功效：茯苓能健脾祛湿、促进消化，对食欲不振、大便稀薄及消化不良等症状有良好的食疗效果。

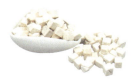 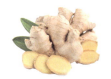 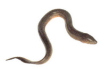

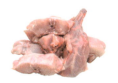

兔肉山药汤

材料：兔肉 120 克，山药 150 克，五香粉 2 克，葱、生姜、食用油、料酒、食盐、味精、清汤各适量。

做法：①山药去皮洗净，切成小块；兔肉洗净切小块；生姜洗净切片；葱洗净切段。

②锅中加入适量食用油烧热，放入兔肉炒至变色，加入山药、生姜、葱、清汤、五香粉和料酒，大火煮沸后，改用中火煮至兔肉熟烂、山药变软，加入食盐、味精调味即可。

功效：该汤具有补脾益气、促进消化的效果，适用于脾胃虚弱、消化不良、食欲不振的人群。

赤小豆粳米粥

材料：粳米 30 克，赤小豆 40 克，鸡内金 20 克，白糖适量。

做法：①鸡内金洗净研碎，赤小豆洗净，粳米洗净。

②将赤小豆和粳米一起放入锅中，加入适量清水，大火煮沸后，改用小火煮至粥成，放入鸡内金粉末和白糖，拌匀后煮沸即可。

功效：该药膳具有健脾利湿、促进消化的效果，适于脾胃虚弱、湿气重、消化不良、食欲不振的人群食用。

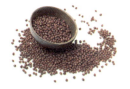
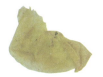
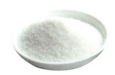

牛肉阿胶汤

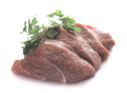 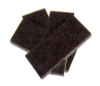

材料：牛肉 100 克，阿胶 15 克，米酒 20 毫升，生姜、食盐各适量。

做法：①牛肉去筋膜洗净，切成薄片；生姜洗净切片。

②将牛肉、生姜以及米酒一起置入锅中，倒入适量水，先用大火烧开，然后转小火继续炖煮 30 分钟。放入阿胶，继续煮至阿胶完全溶解且牛肉变得软烂，加入食盐调味即可。

功效：该汤具有健脾益气、补血养身的效果，适用于脾胃虚弱、气血不足、面色苍白、体弱乏力的人群。

薏米山药粥

材料：粳米 100 克，山药 50 克，薏苡仁 15 克。

做法：①山药洗净切片；薏苡仁洗净，放入清水中浸泡 3 小时；粳米洗净。

②将山药、薏苡仁和粳米一起放入锅中，倒入适量的水，煮至粥状即可。

功效：该粥具有健脾利湿、和胃益气的效果，适于脾胃虚弱、湿气重、消化不良、食欲不振的人群食用。

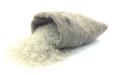 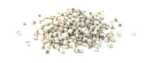

香附粥

材料：香附 6 克，栀子 8 克，水发大米 140 克。

做法：砂锅烧水，加香附、栀子小火炖 15 分钟，去药渣加大米再炖
30 分钟，至粥稠米烂。

功效：香附具有理气解郁之效，能缓解肝胃不和、肝郁气滞引起的胸
胁脘腹胀痛、消化不良、经期腹痛、乳房胀痛、月经不调及呕
恶等症状。

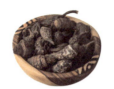
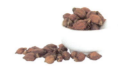

砂仁猪肚汤

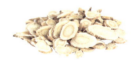

材料：砂仁 18 克，黄芪 10 克，姜片 20 克，猪肚 300 克，水发银
耳 80 克。

调料：盐 3 克，鸡粉 3 克，料酒 20 毫升。

做法：①银耳切小块，猪肚切条。

②银耳焯水半分钟，猪肚加料酒煮至变色。

③砂锅烧水，加砂仁、姜片、黄芪、银耳、猪肚和料酒，小火
炖 1 小时至食材熟透，调味即可。

功效：砂仁具有行气开胃、醒脾化湿和止呕的功效，对于因脾胃气滞
导致的腹胀、食欲不振，以及脾胃湿滞引起的胸闷、恶心等症
状具有良好的食疗效果。

◆养护肺部食谱

川贝母猪肺汤

材料：猪肺 250 克，白萝卜 150 克，姜片、南杏仁各 15 克，川贝母
10 克，天门冬 6 克。

调料：盐 3 克，鸡粉少许，料酒 7 毫升。

做法：①洗净食材，猪肺切成适当大小的块，白萝卜去皮切滚刀块。
②猪肺放入沸水中，加少许料酒，焯水去腥，捞出后用冷水冲净。
③将所有食材一起放入砂锅中，加入适量水，大火烧开后，撇
去浮沫，转小火慢炖 1.5~2 小时，直至猪肺熟烂，汤汁浓郁。
④加入适量盐和鸡精调味即可。

功效：川贝母不仅能有效止咳化痰，还能滋养肺阴、宣肺润肺、清除
肺热，是治疗久咳痰喘的良药，调养肺部的佳品。

人参玉竹鸡汤

材料：人参 3 克，玉竹 5 克，水发莲子 40 克，鸡块 300 克，姜片少许。

做法：①鸡块加料酒，余水去血捞出。
②砂锅中加适量水烧开，加莲子、人参、玉竹、鸡块和料酒，
小火炖 40 分钟至肉熟。
③根据个人口味，加鸡粉、盐调味即可。

功效：人参和玉竹合用，有滋养肺阴、润燥止咳的效果。此汤适合肺
虚干咳、燥咳等人群食用。

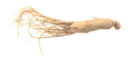 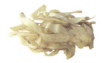 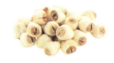

墨鱼炒百合松仁

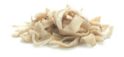

材料：墨鱼肉 250 克，百合 50 克，松仁 30 克，青椒、红椒、葱、生姜、食盐、鸡精、淀粉、胡椒粉、食用油各适量。

做法：①墨鱼肉洗净切片，加食盐、鸡精、淀粉上浆，滑油待用；百合洗净氽水；青椒、红椒、生姜分别洗净切片；葱洗净切段；松仁炸脆。

②锅中加入适量食用油烧热，放入葱段、姜片煸香，加入百合、墨鱼肉片、青椒片、红椒片、食盐、鸡精和胡椒粉，翻炒熟后出锅，撒上熟松仁即可。

功效：该药膳具有养肺润燥、增强肺部抵抗力的效果，适用于肺燥干咳、体质虚弱、易感冒的人群。

核桃仁粳米粥

材料：粳米 100 克，糯米 30 克，核桃仁 30 克，大枣 5 颗。

做法：①核桃仁浸泡于水中，去除其薄皮并捣成碎末；大枣去核，浸泡至软化后，同样捣碎。

②核桃仁、大枣、糯米、粳米混合放入锅中，倒入适量的水，用大火煮至沸腾后，改小火继续炖煮约 30 分钟至熟。

功效：该粥具有养肺益气、补肾纳气的效果，适于肺肾两虚、咳嗽气喘、体质虚弱的人群食用。

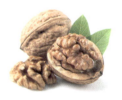
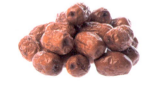

花生仁粳米粥

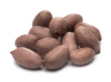 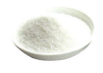

材料：粳米 200 克，花生仁 50 克，杏仁 25 克，白糖 20 克。

做法：①花生仁用冷水泡软，杏仁氽水烫透。

②粳米洗净，浸泡半小时，沥干后放入锅中，加入适量清水，大火煮沸后转小火，放入花生仁，煮约 45 分钟，再放入杏仁及白糖搅拌均匀，再煮 15 分钟即可。

功效：该粥具有养肺润燥、益气补血的功效，适用于肺燥干咳、气短乏力、体质虚弱的人群食用。

沙参玉竹煮鸭

材料：老鸭块 250 克，玉竹、沙参各 15 克，食盐适量。

做法：①玉竹、沙参、老鸭块洗净。

②将玉竹、沙参和老鸭块一起放进锅中，倒入适量的水，先用大火烧开，然后转小火慢炖 2 小时，最后加入食盐调味。

功效：该药膳具有养肺润燥、滋阴清热效果，适用于肺燥干咳、阴虚火旺、体质虚弱的人群食用。

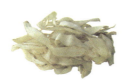 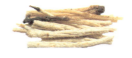

牛肉黄芪黑豆汤

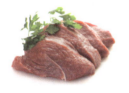 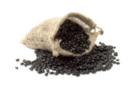 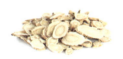

材料：牛肉 200 克，黑豆 30 克，黄芪 30 克，大枣 20 颗，食盐适量。

做法：①黑豆、黄芪和大枣分别洗净，牛肉洗净并切成块状。

②将牛肉、黑豆、黄芪和大枣一起放进锅里，倒入适量的水，先用大火烧开，再转小火慢炖至牛肉和黑豆软烂，加入食盐调味即可。

功效：该汤具有养肺益气、滋阴补肾的效果，适用于肺气虚弱、易感冒、体质较差的人群。

莲子银耳汤

材料：银耳 50 克，莲子 20 克，冰糖适量。

做法：①银耳用清水泡发并洗净，莲子洗净。

②将银耳、莲子以及冰糖一起放入砂锅，倒入适量的水，先用大火煮开，再转小火慢炖至银耳变得软糯即可。

功效：此汤具有润肺养阴、清心安神的功效，适用于肺燥干咳、心烦失眠及体质虚弱者。

 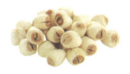

◆养护肾脏食谱

川贝母蛤蚧瘦肉汤

材料：川贝母 18 克，甜杏仁 18 克，蛤蚧 1 只，瘦肉块 180 克，海底椰 12 克，陈皮 4 克，姜片适量。

调料：盐适量。

做法：①瘦肉氽水后沥干。

②砂锅注水，加入所有食材，大火烧开转小火煮 3 小时。

③根据个人口味，加盐调味。

功效：蛤蚧具有补益肺肾、止咳平喘、助阳益精的功效，能有效治疗体弱虚衰、阳痿及尿频等，起到温补肾阳的作用。

熟地黄炖鸡汤

材料：熟地黄 20 克，山茱萸 8 克，山药 8 克，牡丹皮 8 克，茯苓 8 克，泽泻 3 克，大枣 6 枚，鸡腿 120 克。

做法：①鸡腿切块，氽水捞出冲净。

②将所有食材放入炖锅，加 6 碗水，大火煮开转小火慢炖 30 分钟即可。

功效：熟地黄富含的地黄多糖和低聚糖成分能够激发骨髓造血干细胞增殖，肾病患者食用后，具有补肾填精的效果。

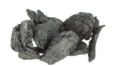

芡实羹

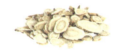 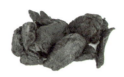

材料：芡实 100 克，熟地黄、黄芪各 20 克，蜂蜜适量。

做法：①将熟地黄和黄芪切片，用冷水浸泡 30 分钟，放入锅中，加入适量的水，用小火慢慢煎煮 1 小时，最后过滤掉残渣，保留药汁。

②将芡实晒干或烘干后，研磨成细粉。将芡实粉与熟地黄、黄芪的煎汁混合，再放入锅中，用小火持续加热并不断搅拌，直至煮成浓稠的羹状。熄火后，加入蜂蜜调味即可。

功效：此药膳具有滋阴补肾、填精益髓、补脾止泻的功效，适于肾虚腰痛、遗精早泄及尿频者食用。

枸杞子蒸蛋

材料：鸡蛋 2 个，枸杞子 10 克。

做法：①枸杞子洗净，鸡蛋洗净。

②将洗好的鸡蛋和枸杞子一起放进锅里，加入适量的水，煮至沸腾，待蛋煮熟后取出，剥去蛋壳，然后再煮一会儿，最后喝汤吃蛋。

功效：此药膳能滋补肝肾、益精明目，适于肾虚所致的腰膝酸软、头晕目眩者食用。

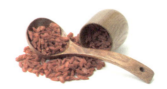 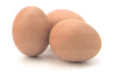

芡实茯苓粳米粥

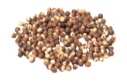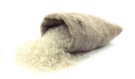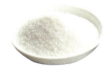

材料：粳米 40 克，芡实 20 克，茯苓 15 克，白砂糖 20 克。

做法：①茯苓洗净并捣成碎末，芡实洗净，粳米洗净。

②在砂锅中倒入适量的水，放入茯苓和芡实，煮至软烂。之后，加入粳米继续煮，直到粥成。最后，加入适量白砂糖调味即可。

功效：此粥具有固肾涩精、利水渗湿、健脾宁心的功效，适于肾虚尿频、水肿及脾胃虚弱者食用。

核桃粳米补肾粥

材料：粳米 30 克，核桃仁 30 克，莲子、山药各 15 克，巴戟天、锁阳各 10 克，红糖适量。

做法：①核桃仁捣碎，粳米洗净，莲子去心，山药去皮并切成小块，巴戟天和锁阳用纱布包裹。

②砂锅内倒入适量的水，将准备好的材料放入，煮至粥成，加入红糖调味即可。

功效：此粥具有补肾益精、健脾固肾的功效，适合肾阳虚所致的腰膝酸软、畏寒肢冷者食用。

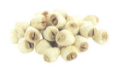

羊肉炖海马

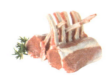 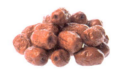

材料：羊肉 250 克，海马 10 克，大枣 8 颗，生姜、食盐各适量。

做法：① 羊肉洗净后切块，投入滚水中焯水 3 分钟去膻味；大枣和海马洗净；生姜洗净切片。

②将羊肉块、大枣、海马及生姜片一起放进炖锅中，倒入适量水，先用大火烧开，再转小火慢炖 3 小时，最后加入食盐调味即可。

功效：此药膳具有补肾壮阳、调气活血的功效，适于肾阳虚损、腰膝酸软、畏寒肢冷者食用。

山药龙眼淫羊藿面

材料：面条适量，山药、龙眼肉各 20 克，淫羊藿 10 克，料酒、酱油各适量。

做法：①淫羊藿洗净后煎煮，以提取汁液。

②将淫羊藿的药汁倒入锅中，加入适量水，放入山药和龙眼肉煮 20 分钟。之后放入面条，煮至面条完全熟透，最后加入料酒和酱油调味。

功效：此面具有补肾壮阳、补血安神的功效，适于肾虚所致的腰膝酸软、神疲乏力者食用。

 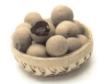 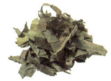

办公室养生茶

安神茶

- **材料**

五味子、刘寄奴、旱莲草各少许。

 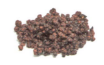

- **制作**

①养生壶中加适量水烧开，放入所有药材。

②烧开后小火煮 15 分钟。

③滤去药渣，趁热饮用。

养生功效：此茶具有安神、醒脾开胃、清热解毒、消肿止痛的功效。

白术茶

- **材料**

白术 10 克。

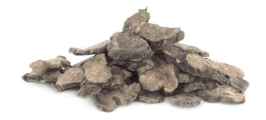

- **制作**

①养生壶中加适量水，放入白术。

②大火烧开后小火煮 10 分钟。

③滤去药渣，趁热饮用。

养生功效：此茶具有益气健脾、燥湿利水、固表止汗的功效，但不宜过量饮用，特别是孕妇和哺乳期妇女。

糙米茶

• **材料**

炒糙米 15 克。

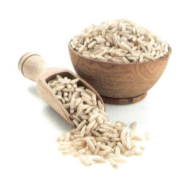

• **制作**

①将炒好的糙米放入杯中。

②加入滚开水冲泡，盖上盖子闷 15 分钟。

③滤去药渣，趁热饮用。

> 养生功效：此茶具有助消化、降血脂、缓解便秘、利尿的功效。适量饮用，可以增强消化系统吸收功能。

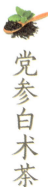

党参白术茶

• **材料**

白术 15 克，黄芪 15 克，党参 15 克，大枣 20 克。

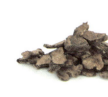 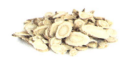 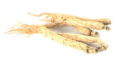

• **制作**

①养生壶中加适量水烧开，放入以上材料。

②煮约 30 分钟至有效成分析出。

③倒入杯中，趁热饮用。

> 养生功效：此茶具有健脾益气、燥湿利水、固表止汗等功效。

党参麦冬茶

● **材料**

党参 15 克，麦冬 15 克，大枣 25 克。

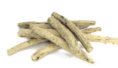 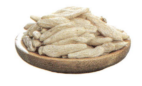

● **制作**

①养生壶中加适量水烧开，放入以上材料。

②小火煮 20 分钟至有效成分析出。

③倒入杯中，趁热饮用。

养生功效：此茶具有提高机体免疫力和耐缺氧能力，降血糖等功效。

蜂蜜大枣茶

● **材料**

蜂蜜 15 克，大枣片 30 克。

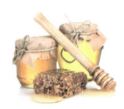 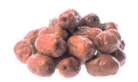

● **制作**

①养生壶中加适量水烧开，放入大枣片。

②小火煮 20 分钟至有效成分析出。

③倒入杯中，凉凉后加入蜂蜜搅匀即可饮用。

养生功效：此茶具有补中益气、养血安神、润肠通便、美容养颜的功效。

甘草桂枝茶

- **材料**

  桂枝 10 克，生甘草 5 克。

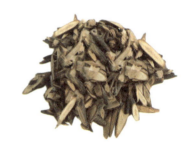

- **制作**

  ①将桂枝、生甘草放入杯中。

  ②加入沸水，盖上盖子闷泡 15 分钟。

  ③滤去残渣，趁热饮用。

养生功效：此茶具有温补心阳、和胃养胃、安神助眠的功效。

核桃桂圆茶

- **材料**

  核桃 10 克，桂圆 20 克。

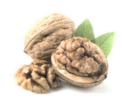 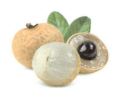

- **制作**

  ①养生壶中加适量水烧开，放入以上材料。

  ②小火煮 20 分钟至有效成分析出。

  ③滤去残渣，趁热饮用。

养生功效：此茶具有补血安神、温补心肾、活血化瘀的功效。

红花桂枝茶

- **材料**

红花 6 克，桂枝 4 克。

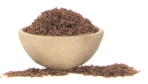 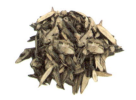

- **制作**

①将红花、桂枝放入杯中。

②加入沸水，盖上盖子闷泡 15 分钟。

③滤去残渣，趁热饮用。

养生功效：此茶具有活血化瘀、温阳散寒、调经止痛、增强免疫力的功效。

红糖姜茶

- **材料**

生姜片 8 克，红糖 20 克。

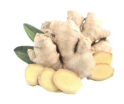 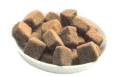

- **制作**

①养生壶中放入生姜片、红糖，加适量水。

②大火煮开后，转小火煮 5 分钟。

③滤去残渣，趁热饮用。

养生功效：此茶具有防治风寒感冒及活血调经、暖胃、排毒的功效。

大枣茶

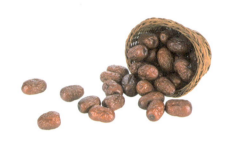

- **材料**

大枣 10 颗。

- **制作**

①养生壶中放入大枣，加适量水。

②大火煮开后，转小火煮 15 分钟。

③装入杯中，趁热饮用。

养生功效：此茶具有补气养血、健脾和胃、安神助眠的功效。

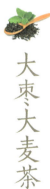

大枣大麦茶

- **材料**

大枣 4 颗，炒大麦 50 克。

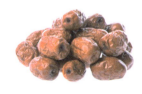 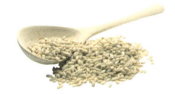

- **制作**

①养生壶中放入大枣、炒大麦，加适量水。

②大火煮开后，转小火煮 10 分钟。

③滤去残渣，趁热饮用。

养生功效：此茶具有补血益气、健脾益胃、美容养颜的功效。

大枣桂花茶

● **材料**

大枣 3 颗，桂花 5 克。

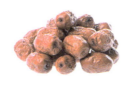 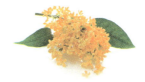

● **制作**

①养生壶中放入大枣、桂花，加适量水。

②大火煮开后，转小火煮 10 分钟。

③滤去残渣，趁热饮用。

养生功效：此茶具有养血补气、安神助眠、散寒止痛的功效。

黄芪当归茶

● **材料**

黄芪 20 克，当归 5 克。

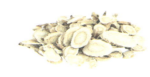 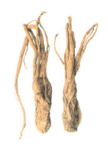

● **制作**

①养生壶中放入黄芪、当归，加适量水。

②大火煮开后，转小火煮 15 分钟。

③滤去残渣，趁热饮用。

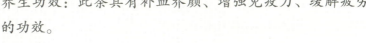

养生功效：此茶具有补血养颜、增强免疫力、缓解疲劳的功效。

黄芪党参枸杞子茶

● **材料**

黄芪 10 克，党参 10 克，枸杞子 5 克。

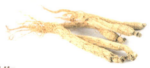 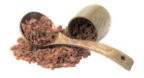

● **制作**

①养生壶中放入黄芪、党参、枸杞子，加适量水。

②大火煮开后，转小火煮 15 分钟。

③滤去残渣，趁热饮用。

养生功效：此茶具有补气养血、抗疲劳、调节血糖、养肝明目的功效。

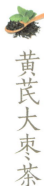

黄芪大枣茶

● **材料**

黄芪 15 克，大枣 3 颗。

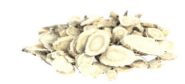 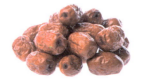

● **制作**

①养生壶中放入黄芪、大枣，加适量水。

②大火煮开后，转小火煮 20 分钟。

③滤去残渣，趁热饮用。

养生功效：此茶具有补气养血、健脾养胃、抗氧化、安神助眠的功效。

黄芪淫羊藿茶

材料

黄芪 10 克，淫羊藿 5 克。

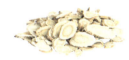
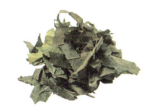

制作

①杯中放入黄芪、淫羊藿。

②加入沸水，盖上盖子闷泡 10 分钟。

③滤去残渣，趁热饮用。

养生功效：此茶具有温补肾阳、补气养血、增强免疫力、缓解疲劳的功效。

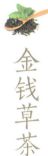

金钱草茶

材料

金钱草 10 克。

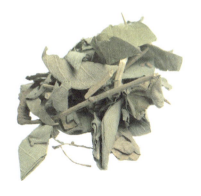

制作

①杯中放入金钱草。

②加入沸水，盖上盖子闷泡 10 分钟。

③滤去残渣，趁热饮用。

养生功效：此茶具有清热利尿、消肿解毒、润肺止咳、排石利尿的功效。

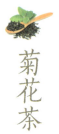

菊花茶

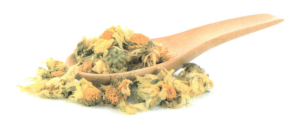

● 材料

菊花 8 克。

● 制作

①杯中放入菊花。

②加入沸水，盖上盖子闷泡 10 分钟。

③滤去残渣，趁热饮用。

养生功效：此茶具有清热解毒、明目养神、生津止渴、降血压的功效。

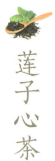

莲子心茶

● 材料

莲子心 5 克。

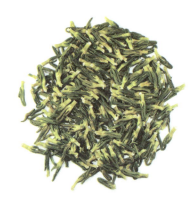

● 制作

①杯中放入莲子心。

②加入沸水，盖上盖子闷泡 10 分钟。

③滤去残渣，趁热饮用。

养生功效：此茶具有清心去火、改善睡眠、保护心脏、消除疲劳的功效。

灵芝西洋参菊花茶

● 材料

灵芝3克，西洋参3克，菊花6克。

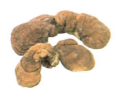
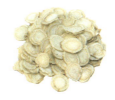

● 制作

①杯中放入灵芝、西洋参、菊花。

②加入沸水，盖上盖子闷泡10分钟。

③滤去残渣，趁热饮用。

养生功效：此茶具有补气安神、清热解毒、调节血糖血脂的功效。

龙眼枸杞子茶

● 材料

龙眼5克，枸杞子8克。

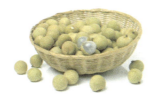
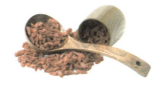

● 制作

①杯中放入龙眼、枸杞子。

②加入沸水，盖上盖子闷泡10分钟。

③滤去残渣，趁热饮用。

养生功效：此茶具有养血安神、润肺止咳、益精明目的功效。

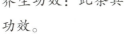

罗汉果桂圆茶

● **材料**

罗汉果半个，桂圆干6颗。

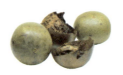 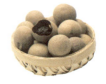

● **制作**

①杯中放入罗汉果、桂圆干。

②加入沸水，盖上盖子闷泡15分钟。

③滤去残渣，趁热饮用。

养生功效：此茶具有清热润肺、补益心脾、养血安神的功效。

玫瑰花西洋参茶

● **材料**

玫瑰花10克，西洋参3克。

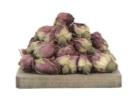 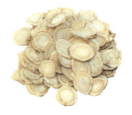

● **制作**

①杯中放入玫瑰花、西洋参。

②加入沸水，盖上盖子闷泡10分钟。

③滤去残渣，趁热饮用。

养生功效：此茶具有补气滋阴、保肝护肝、解郁理气的功效。

玫瑰香附茶

● **材料**

玫瑰花 10 克，香附 6 克。

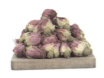
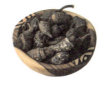

● **制作**

①杯中放入玫瑰花、香附。

②加入沸水，盖上盖子闷泡 10 分钟。

③滤去残渣，趁热饮用。

养生功效：此茶具有美容养颜、调和肝脾、调经止痛的功效。

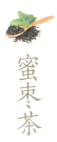

蜜枣茶

● **材料**

蜜枣 3 颗。

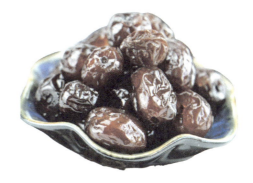

● **制作**

①养生壶中放入蜜枣，加适量水烧开。

②转小火继续煮 15 分钟。

③滤去残渣，趁热饮用。

养生功效：此茶具有健脾润肺、润肠通便、调理气血的功效。

蜜枣灵芝茶

• 材料

灵芝 20 克，蜜枣 3 颗。

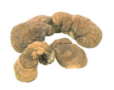 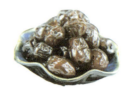

• 制作

①养生壶中放入灵芝、蜜枣，加适量水烧开。

②转小火继续煮 30 分钟。

③滤去残渣，趁热饮用。

养生功效：此茶具有养心安神、健脑补心的功效。

柠檬姜茶

• 材料

柠檬片 30 克，生姜片 10 克。

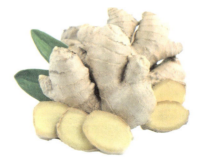

• 制作

①杯中放入柠檬片、生姜片。

②加入沸水，盖上盖子闷泡 10 分钟。

③滤去残渣，趁热饮用。

养生功效：此茶具有驱寒暖胃、缓解疲劳、美容养颜的功效。

青橄榄芦根茶

- **材料**

青橄榄 5 颗，芦根 12 克。

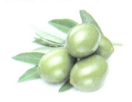
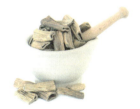

- **制作**

①杯中放入青橄榄、芦根。

②加入沸水，盖上盖子闷泡 15 分钟。

③滤去残渣，趁热饮用。

养生功效：此茶具有清热解毒、利咽化痰、生津润燥的功效。

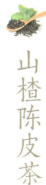

山楂陈皮茶

- **材料**

鲜山楂块 50 克，陈皮 10 克。

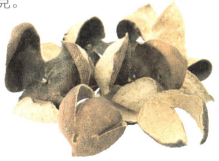

- **制作**

①养生壶中放入鲜山楂、陈皮，加适量水烧开。

②转小火继续煮 15 分钟。

③滤去残渣，趁热饮用。

养生功效：此茶具有增强机体免疫力、延缓衰老、保护心血管的功效。

白芷菊花茶

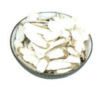
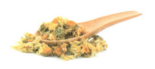

● 材料

白芷、菊花各 5 克。

● 制作

①将白芷、菊花放入茶杯。

②加入开水，闷泡约 10 分钟至有效成分析出。

③揭盖，趁热饮用即可。

养生功效：此茶具有清热解毒、祛风止痛、明目消肿、抗菌消炎的功效。

桑叶葛根茶

● 材料

桑叶 8 克，葛根 20 克。

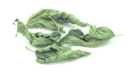
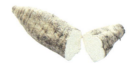

● 制作

①砂锅中注入适量水烧热，加入桑叶、葛根。

②盖上盖，烧开后用小火煮约 20 分钟至有效成分析出。

③搅拌匀，盛出药茶，滤入杯中即可饮用。

养生功效：此茶具有清热解表、生津止渴、降血糖、降血压的功效。

蜂蜜柚子茶

- **材料**

柚子皮 90 克，冰糖 80 克，柚子肉 110 克，红枣适量，蜂蜜 30 克，盐少许。

- **制作**

①将切好的柚子皮丝放入碗内，撒上适量的盐并搅拌均匀，腌制 30 分钟，之后将腌出的水分倒掉。

②在砂锅底部依次铺上柚子皮丝、柚子果肉、红枣和冰糖，加水直至没过所有食材。

③盖上锅盖，先用大火煮沸，再转小火继续煮 15 分钟。

④打开锅盖，将煮好的柚子茶倒入碗中，加入蜂蜜调匀即可。

养生功效：此茶有润肺止咳、健脾养胃、美容养颜、增强免疫力的功效。

柠檬茉莉红茶

- **材料**

柠檬 40 克，红茶包、茉莉花各适量，冰糖少许。

- **制作**

①将茉莉花放入凉开水中，稍作浸泡后取出备用。

②洗净后的柠檬切成薄片。

③准备一个洁净的茶壶，放入红茶包和茉莉花，倒入沸水，盖上壶盖，浸泡大约 1 分钟。

④打开壶盖，加入柠檬片和冰糖，盖上盖，直到冰糖完全溶解即可。

养生功效：此茶具有提神醒脑、清热解暑、促进消化、美容养颜的功效。

山楂干菊花茶

● **材料**

山楂干 10 克，菊花 6 克。

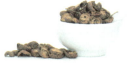
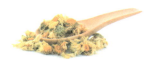

● **制作**

①杯中放入山楂干、菊花。

②加入沸水，盖上盖子闷泡 10 分钟。

③滤去残渣，趁热饮用。

养生功效：此茶具有清热明目、润肠通便、健胃消食的功效。

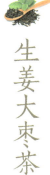

生姜大枣茶

● **材料**

大枣 8 颗，生姜片 10 克。

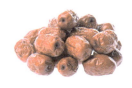
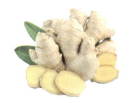

● **制作**

①养生壶中放入大枣、生姜片，加适量水烧开。

②转小火继续煮 15 分钟。

③滤去残渣，趁热饮用。

养生功效：此茶具有解表散寒、健脾和胃、补气养血的功效。

酸枣仁养心茶

· **材料**

酸枣仁 10 克。

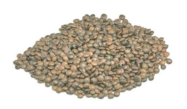

· **制作**

①杯中放入酸枣仁。

②加入沸水，盖上盖子闷泡 10 分钟。

③滤去残渣，趁热饮用。

养生功效：此茶具有养心安神、敛汗生津、滋养心血的
功效。

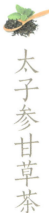

太子参甘草茶

· **材料**

太子参 10 克，甘草 3 克。

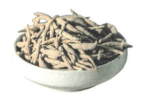 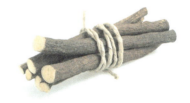

· **制作**

①杯中放入太子参、甘草。

②加入沸水，盖上盖子闷泡 10 分钟。

③滤去残渣，趁热饮用。

养生功效：此茶具有补脾益气、清热解毒、祛痰止咳的
功效。

通草茶

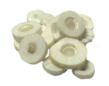
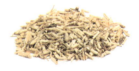

● **材料**

通草6克，灯芯草3克，白茅根8克。

● **制作**

①杯中放入通草、灯芯草、白茅根。

②加入沸水，盖上盖子闷泡10分钟。

③滤去残渣，趁热饮用。

养生功效：此茶具有清热利尿、通淋止痛、抗炎解毒的功效。

西洋参茶

● **材料**

西洋参3克。

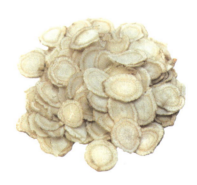

● **制作**

①杯中放入西洋参。

②加入沸水，盖上盖子闷泡10分钟。

③滤去残渣，趁热饮用。

养生功效：此茶具有补气养阴、提高免疫力、扩张血管的功效。

西洋参桂圆茶

• **材料**

西洋参 3 克，桂圆 15 克。

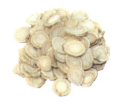 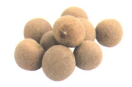

• **制作**

①杯中放入西洋参、桂圆。

②加入沸水，盖上盖子闷泡 10 分钟。

③滤去残渣，趁热饮用。

养生功效：此茶具有滋阴养颜、缓解疲劳、改善记忆力的功效。

绞股蓝夏枯草茶

• **材料**

绞股蓝 15 克，夏枯草 15 克。

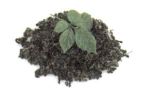 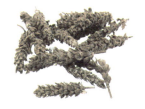

• **制作**

①杯中放入绞股蓝、夏枯草。

②加入沸水，盖上盖子闷泡 10 分钟。

③滤去残渣，趁热饮用。

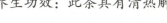

养生功效：此茶具有清热解毒、降血压、降血脂的功效。

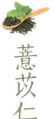

薏苡仁茶

● **材料**

熟薏苡仁 10 克。

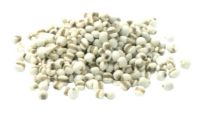

● **制作**

①杯中放入熟薏苡仁。

②加入沸水，盖上盖子闷泡 10 分钟。

③滤去残渣，趁热饮用。

养生功效：此茶具有健脾祛湿、美容养颜、保护肠胃的功效。

玉竹麦冬茶

● **材料**

玉竹 5 克，麦冬 8 克。

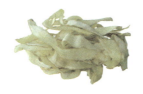 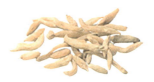

● **制作**

①杯中放入玉竹、麦冬。

②加入沸水，盖上盖子闷泡 10 分钟。

③滤去残渣，趁热饮用。

养生功效：此茶具有滋阴润肺、美容养颜、补血益津的功效。

桂圆红枣茶

● **材料**

红枣、桂圆、枸杞子、玫瑰花、冰糖各2克。

● **制作**

①杯中倒入开水，温杯后倒出。

②将红枣、桂圆、枸杞子、玫瑰花、冰糖放入杯中，加适量开水。

③轻轻摇晃茶杯，将第一次茶水倒出，再加适量开水，泡5分钟即可。

养生功效：此茶具有补气养血、养肝明目、疏肝解郁、美容养颜的功效，尤其适合女性饮用。

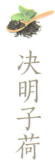

决明子荷叶茶

● **材料**

决明子15克，荷叶6克，玫瑰花少许 。

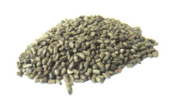
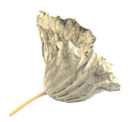

● **制作**

①砂锅中加适量水烧开，放入决明子、荷叶、玫瑰花。

②盖上盖子，烧开后用中火煮约15分钟至有效成分析出。

③揭盖，盛出药茶，装入杯中饮用即可。

养生功效：此茶具有清肝明目、清热解暑、降脂减肥、润肠通便的功效，

决明子山楂茶

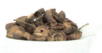

● **材料**

山楂干 40 克，熟决明子 20 克，蜂蜜 30 克。

● **制作**

①砂锅中加适量水烧开，放入山楂干、熟决明子，搅匀。

②盖上盖，煮 5 分钟至有效成分析出。

③关火后再闷 5 分钟。

④揭盖，盛出药茶，装入杯中，加入蜂蜜调匀即可。

养生功效：此茶具有消食化积、降脂明目、润肠通便的功效。

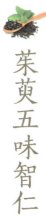

茱萸五味智仁茶

● **材料**

山茱萸 10 克，五味子 10 克，益智仁 10 克。

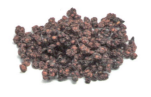 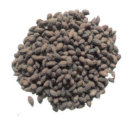

● **制作**

①砂锅中加适量水烧开，放入山茱萸、五味子、益智仁。

②盖上盖，用小火煮 20 分钟至有效成分析出。

③揭盖，盛出药茶，滤入杯中，趁热饮用即可。

养生功效：此茶具有补肾固精、安神益智、收敛固涩的功效。

党参枳实茶

● **材料**

枳实 25 克，蒲公英 20 克，党参 30 克。

● **制作**

①取出萃取壶并接通电源，向壶内胆加水至水位线最高处，随后置入漏斗。

②加入洗净的党参、蒲公英、枳实。

③紧闭壶盖，按下"开关"按钮，选择"萃取"模式，萃取壶开始工作，煮制约 5 分钟，直至药材成分充分析出。

④打开壶盖，取出漏斗，将煮好的药膳茶倒入杯中饮用。

养生功效：此茶具有健脾益气、补中益气、清热解毒的功效。

荷叶玫瑰菊花茶

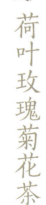

● **材料**

玫瑰花、干荷叶、菊花、决明子、橘皮、冰糖各 3 克。

● **制作**

①杯中倒入开水，温杯后倒出。

②将玫瑰花、干荷叶、菊花、决明子、橘皮、冰糖放入杯中，加适量开水。

③轻轻摇晃茶杯，将第一次茶水倒出，再加适量开水，泡 5 分钟即可。

养生功效：此茶具有清热解暑、疏肝解郁、明目降脂的功效。

蜂蜜金银花茶

材料

金银花 10 克，蜂蜜 20 克。

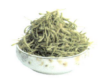 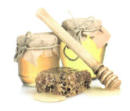

制作

①将金银花放入装满水的碗内，轻轻搅动，去除污物，捞出。

②取养生壶，加入水和金银花，煮至有效成分析出。

③将茶水倒入杯中，待温度适宜时，加入蜂蜜调匀后即可饮用。

养生功效：此茶具有清热解毒、润肺止咳、增强免疫力、抗菌消炎的功效。

梨菊枸杞茶

材料

雪梨 140 克，菊花 8 克，枸杞子 10 克，冰糖适量。

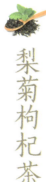 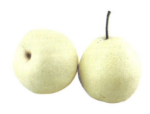 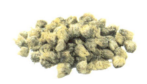

制作

①洗净的雪梨去皮取肉，切成薄片。

②将雪梨肉和冰糖一同放入锅内，加入适量水，煮沸。

③加入菊花和枸杞子，继续煮约 2 分钟即可。

养生功效：此茶具有润肺止咳、清热明目、滋阴润燥的功效。

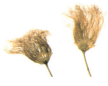

合欢菊花蜂蜜茶

• 材料

合欢花 12 克，菊花 10 克，蜂蜜 20 克。

• 制作

①将合欢花与菊花置入装满水的碗里，搅拌清洗，去除杂质后，捞出并沥干。

②取养生壶，注入清水至指定水位，加入合欢花和菊花。

③盖紧壶盖，按下"开关"按钮，煮制约 10 分钟，直至有效成分析出。

④将茶水倒入杯中，稍微冷却后加入蜂蜜调匀即可饮用。

养生功效：此茶具有安神解郁、清热明目、润肺止咳的功效。

柠檬薄荷茶

• 材料

柠檬 70 克，鲜薄荷叶少许，热红茶、冰糖各适量。

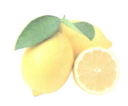 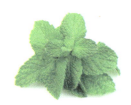

• 制作

①将柠檬洗净后切成薄片，备用。

②准备一个瓷杯，倒入事先准备好的热红茶。

③将柠檬片放入杯中，再加入少量冰糖，搅拌均匀。

④用几片薄荷叶装饰，稍浸泡后即可饮用。

养生功效：此茶具有提神醒脑、清热解暑、促进消化的功效。

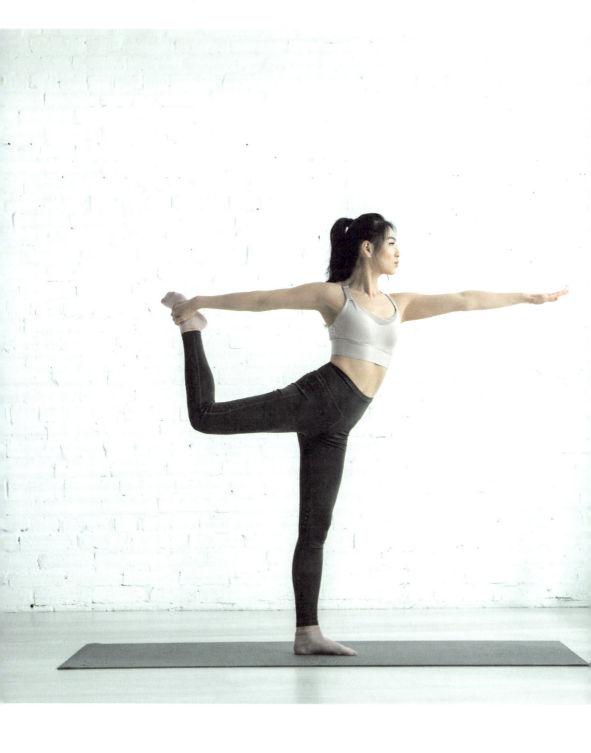

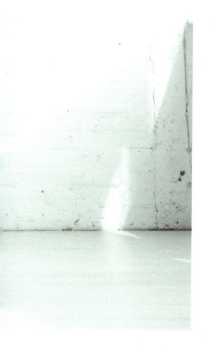

第四章

适合办公室做的
拉伸动作

在快节奏的办公室环境中，长时间保持同一坐姿不仅容易导致身体僵硬、肌肉疲劳，还可能引发一系列健康问题，如颈椎病、腰椎不适等。适当拉伸，不仅能够促进血液循环，增强肌肉灵活性，还能帮助大脑放松，改善精神状态。这些动作通常不需要额外空间或器械，只需几分钟的时间，就能让你在繁忙的工作后身心得以放松。

扫码查看
★ AI健康助理
★ 长 寿 秘 诀
★ 控 糖 食 谱
★ 养 生 方 法

久用电脑后拉伸

时长：2 分钟　重复 3~5 组

①身体自然站立，左脚向前跨出一步，上半身挺直，双手合十向上延伸。保持 5 秒后，换另一边重复动作。

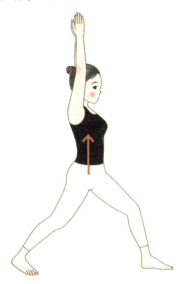

②用右腿站立，右手握住左脚脚腕，缓慢向上拉伸，左手撑墙。维持 5~6 秒后，换另一条腿重复动作。

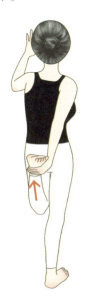

③身体自然站立，双脚分开，略微下蹲，双手自然下垂，半握拳，维持
这个姿势 10~15 秒。

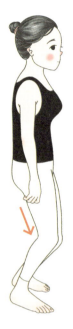

④双脚略微分开，身体弯腰向下，膝盖略微弯曲，双手向下触摸脚尖，
维持 5~10 秒。

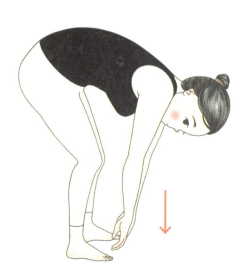

⑤双腿并拢，自然站立，双手向后交握拉伸，维持 15 秒。

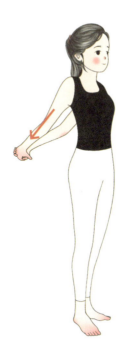

⑥右手搭住左肩，左手放在右手肘部，向身体方向压，维持 15~30 秒。

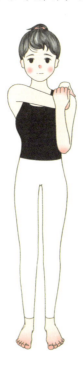

开会太久后拉伸

时长：2分钟　重复 3~5 组

①右手搭住左肩，左手放在右手肘部，向身体方向压，维持 5 秒。

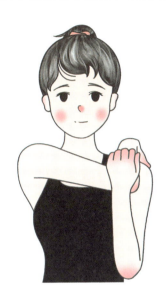

②身体端坐于椅子前半部分，保持上半身挺直，左手扶住椅背，右手自然放下，右脚向前伸直。维持 5~6 秒后，换另一边重复动作。

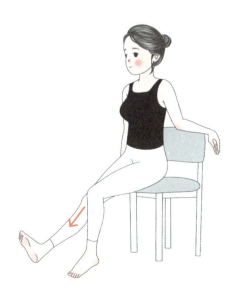

③用左腿站立，左手扶住椅背，右手握住右脚脚腕，缓慢向上拉。维持10~15秒后，换另一条腿重复动作。

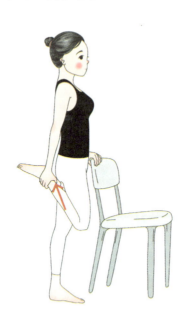

④双腿并拢，自然站立，双手向后交握拉伸，维持5~10秒。

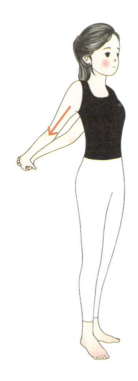

打电话时拉伸

时长：3 分钟　重复 3~5 组

①用右腿站立，左手握住后抬的左脚，缓慢向臀部拉近。维持 5 秒后，换另一条腿重复动作。

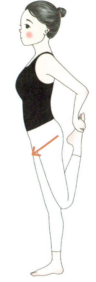

②身体自然站立，上半身挺直，双手撑腰，上半身向后仰，维持 5~6 秒。

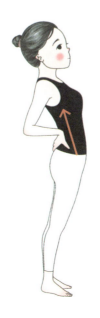

③用左腿站立，右腿向上弯曲，右手抱住右膝，向上拉伸。维持 10~15
秒后，换另一条腿重复动作。

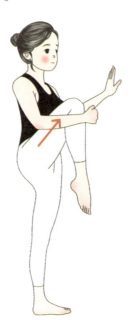

④双腿并拢，自然站立，双手叉腰，踮起脚尖，维持 5~10 秒。

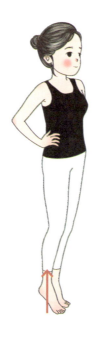

⑤左手扶墙，右腿向前跨出一步，此时左腿须保持伸直，每条腿维持15秒。

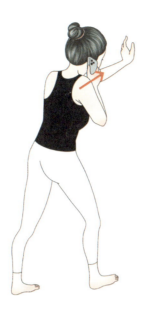

⑥双腿跨立，右腿微弯曲，左腿保持伸直，右手叉腰，上半身挺直。维持15~30秒后，换另一条腿重复动作。

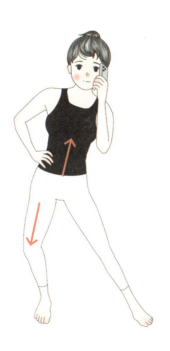

⑦双脚分开，自然站立，膝盖微弯曲，维持 10 秒。

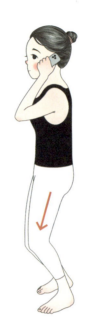

⑧双脚分开，自然站立，左手叉腰，上半身向右侧拉伸。维持 20 秒后，换另一边重复动作。

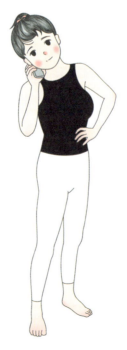

复印时拉伸

时长：2分钟　重复3~5组

①身体自然站立，左脚向前跨出一步，上半身挺直，双手合十向上延伸。保持5秒后，换另一边重复动作。

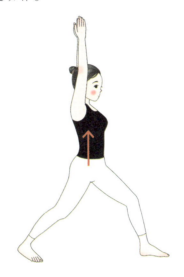

②双脚分开站立，右手向上举，身体向左侧拉伸，保持双腿挺直。维持5~6秒后，换另一边重复动作。

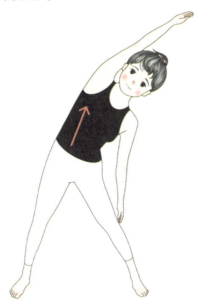

③双脚并拢站立，双臂贴紧身体，手指尽量张开，维持10~15秒。

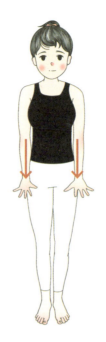

④右手搭住左肩，左手放在右手肘部，向身体方向压。维持5~10秒后，换另一边重复动作。

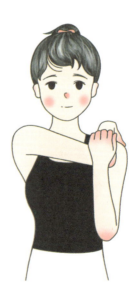

⑤双腿分开，自然站立，右手扶住头部，向右侧拉伸。维持 15 秒后，换另一边重复动作。

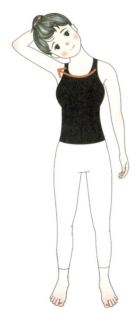

⑥双腿并拢，自然站立，双手向后交握拉伸，维持 15~30 秒。

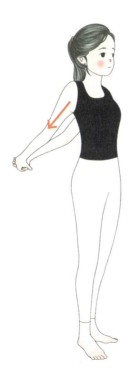

⑦用左腿站立，右手握住右脚脚腕，缓慢向上拉，左手扶住椅背。维持10秒后，换另一条腿重复动作。

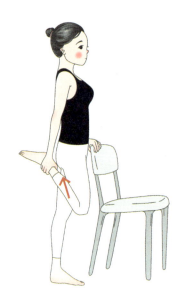

⑧双腿跨立，双脚尽量分开，一条腿膝盖弯曲，另一条腿保持一条直线；双臂向两边打开，保持在一条直线上。维持10秒后，换另一边重复动作。

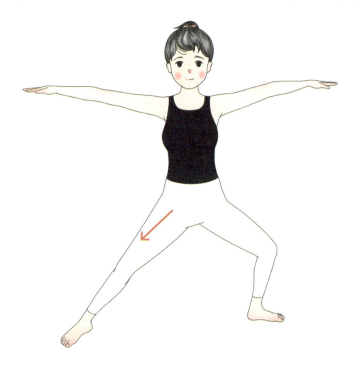

久坐后拉伸

时长：2分钟　重复3~5组

①双脚分开，身体自然站立，收腹、双肩微耸，维持这个姿势5秒。

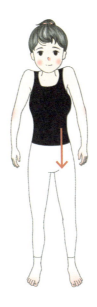

②双脚分开，身体自然站立，双手叉腰，身体向左转动，感受腰部拉伸，维持5~6秒后，再向右转动，同样维持5~6秒。

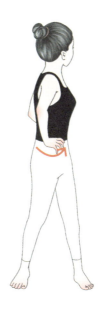

③双脚分开，身体自然站立，双手自然放下，右膝略微弯曲，左腿保持伸直且脚背向上抬起。维持 10~15 秒后，换另一边重复动作。

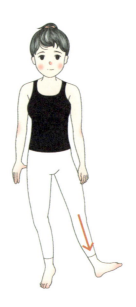

④双腿并拢，身体站直，双手在脑后交握，往两边拉伸，维持 5~10 秒。

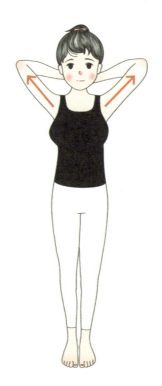

⑤双腿跨立，双脚尽量分开，一条腿膝盖弯曲，另一条腿保持伸直，双臂向两边打开，保持在一条直线上，每条腿维持 15 秒。

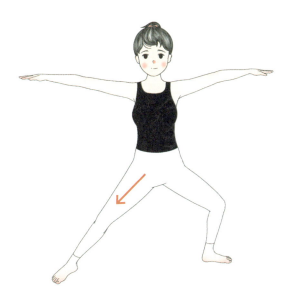

⑥双腿并拢，自然站立，双手向后交握拉伸，维持 15~30 秒。

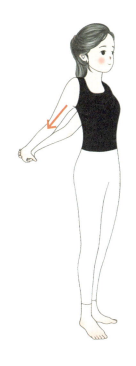

⑦双脚分开站立，右手向上举，身体向左边拉伸，保持双腿挺直。维持10秒后，换另一边重复动作。

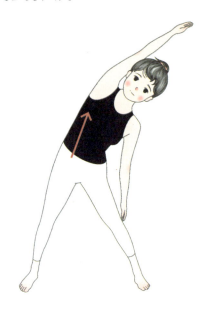

⑧双腿并拢，身体站直，双手在身后合十并向上拉伸，维持10秒。

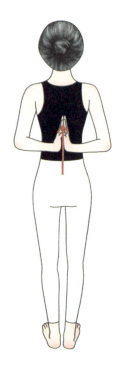

⑨用左腿站立，右手握住右脚脚腕，缓慢向上拉，左手扶住椅背，每条腿维持5~10秒。

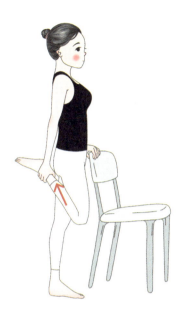

⑩双腿跨立，双脚尽量分开，右手向下摸右脚的脚背，左腿保持伸直，左手向上举起并与右手保持在一条直线上，眼睛看向左手的方向。维持10秒后，换另一边重复动作。

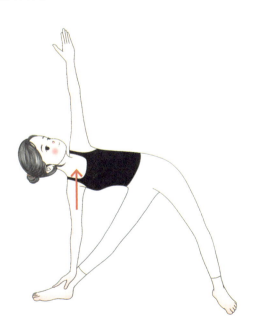

简单拉伸健身操

时长：2分钟　重复3~5组

①双腿并拢，身体站直，双手在身后合十并向上拉伸，维持5秒。

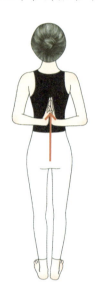

②双腿并拢，身体站直，双手在脑后交握，往两边拉伸，维持5~10秒。

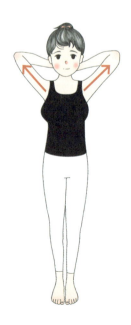

③自然跨立，上半身挺直，双脚尽量分开。吸气时，双手从身体两侧平举至与肩同高。呼气时，身体向右下倾斜，用右手握住右脚脚腕，左腿保持伸直，左手上举至与右手在一条直线上，眼睛看向左手的方向，感受颈部和背部的伸展。维持这个姿势 10 秒后，换另一边。

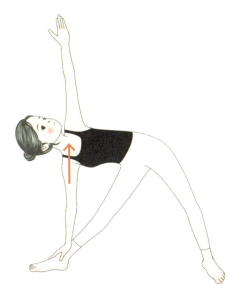

④双腿交叉挺直站立，身体自然向下弯曲，双手握住后脚脚踝，向下拉伸，每条腿维持5~10秒。

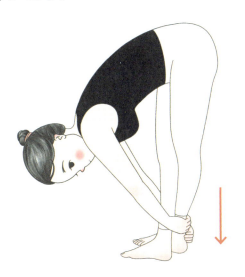

体力劳动前拉伸

时长：5分钟　重复3~5组

①用右腿站立，左手撑墙，右手握住左脚，缓慢向上拉伸。维持5~6秒后，换另一边重复动作。

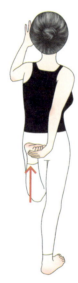

②靠墙站立，双腿呈前后分立姿势。将一侧腿弯曲，令膝盖与脚尖轻触墙壁，同时另一条腿顺势向后伸直，充分拉伸腿部肌肉。随后，双手交叠放于额头，双侧手肘自然贴近墙壁。保持此姿势5~6秒钟后，换另一边重复动作。

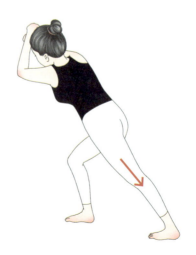

③双腿自然站立，膝盖弯曲，身体向下用力，双手触碰脚尖，维持10~15秒。

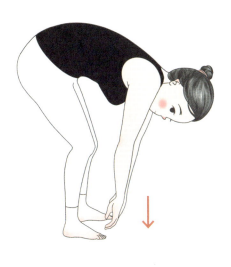

④双腿并拢，自然站立，双手向后交握拉伸，维持5~10秒。

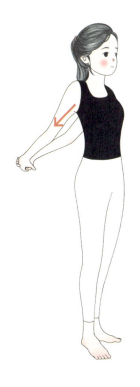

⑤右手搭住左肩，左手放在右手肘部，向身体方向压。维持 5~10 秒后，换另一边重复动作。

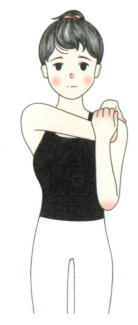

⑥身体自然站立，左脚向前跨出一步，上半身挺直，双手合十向上延伸。保持 15~30 秒后，换另一边重复动作。

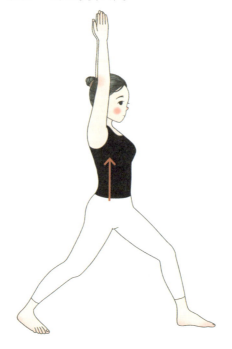

⑦双脚分开与肩同宽，自然站立，右手叉腰，左手轻摸脸部左侧，与此同时，头部慢慢向右侧转动，转动过程中保持颈部肌肉的舒展与放松，目光平视向右前方。维持10秒钟后，换另一边重复动作。

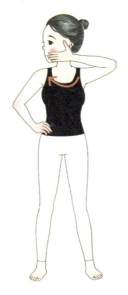

⑧双腿交叉盘坐，背部挺直。左手伸直放在右腿膝盖上，上半身慢慢向右侧转动，感受左侧腰部拉伸。维持5~10秒后，换另一侧重复动作。

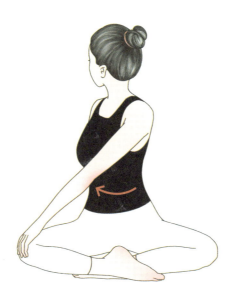

⑨平躺于垫子上，双腿伸直并拢，双手放于身体两侧。利用手肘的支撑力量，慢慢抬起颈部和上背部，此过程中双腿紧贴地面不弯曲，感受腹部和胸部肌肉拉伸，维持10秒。

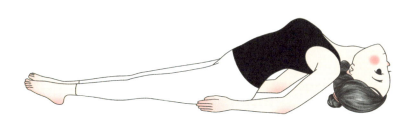

⑩双腿自然交叉盘坐，背部挺直，双手在背后交握对向拉伸，保持呼吸均匀、顺畅，维持5~10秒。

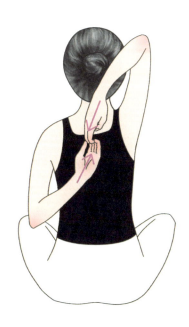

⑪双腿自然站立，耸肩低头，头向右边转动，眼睛也向右看，拉伸脖子的肌肉。维持 10 秒后，换另一边重复动作。

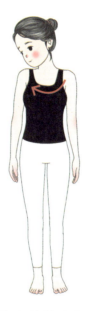

⑫身体俯卧在垫子上，双脚伸直并紧贴垫子，双臂撑直，抬头向上看的同时，拉伸上半身，维持这个姿势大约 10 秒。

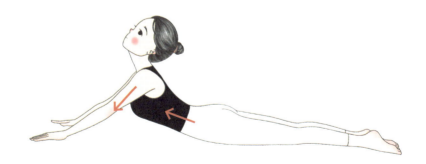

⑬双腿分开，自然站立，一只手扶住支撑物，同侧的腿向上抬起并保持脚尖绷直。维持 3~10 秒后，换另一边重复动作。

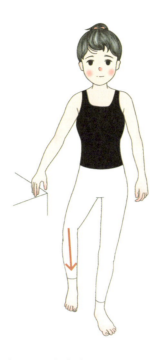

⑭双腿分开站立，一条腿向前跨步，另一条腿跪在地上，双手自然下垂，保持上半身挺直，抬头向上看。每条腿维持 10 秒。

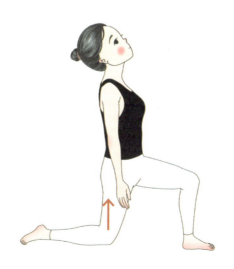

⑮身体放松，双脚分开跪趴在软垫上，手掌心与脚尖着地，双手的手指相对，双肘向外打开。吸气的时候，身体轻轻向下压，此过程中会感受到脊柱舒展、背部肌肉拉伸。维持这个姿势3秒后，放松回到初始动作。

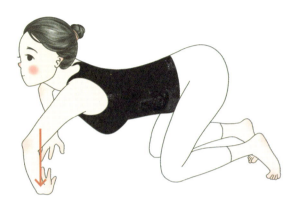

⑯左腿放在栏杆上，右腿挺直站立并向上拉伸肌肉。维持5秒后，换腿重复动作。

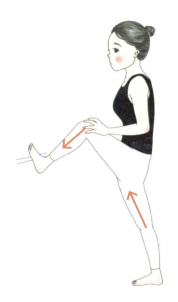

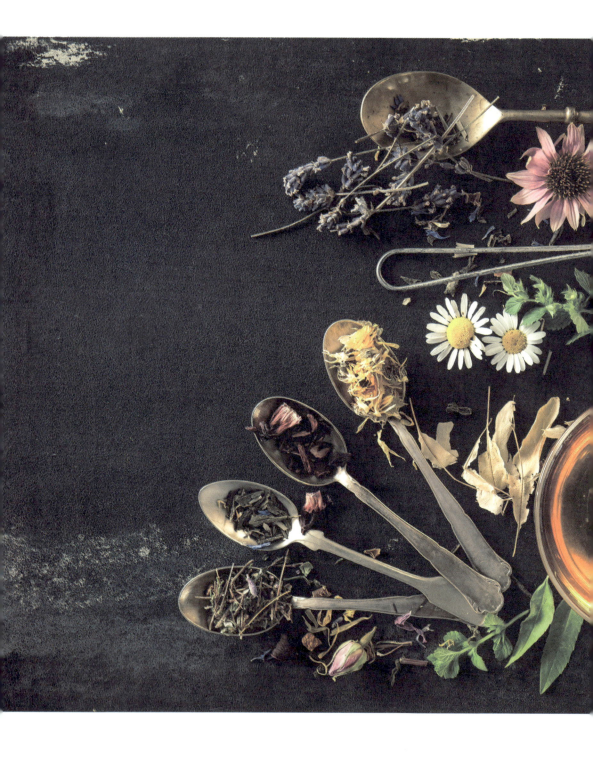

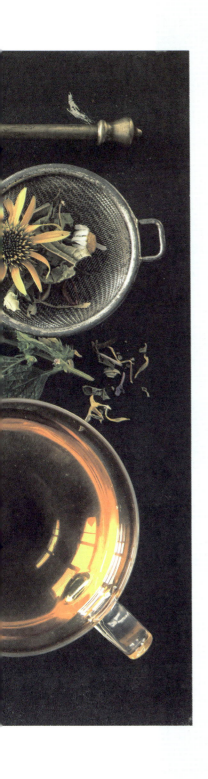

第五章

不同体质的
养生保健方法

　　每个人的体质都是独一无二的，如同自然界中形态各异的树叶，各有其独特的生命力与特性。正是基于这样的认识，中医养生智慧强调了"因人制宜"的重要性，即根据个人的体质特点来选择最适合的养生保健方法。

🔲 扫码查看

★ AI健康助理
★ 长 寿 秘 诀
★ 控 糖 食 谱
★ 养 生 方 法

平和体质养生

平和体质的表现

体态匀称健壮，不胖不瘦，拥有一头浓密且富有光泽的秀发，眼睛炯炯有神。饮食与睡眠均处于良好状态，大小便正常，充满活力，既能耐受寒冷也能抵御炎热。性格开朗活泼，善于言谈，心情总是很愉快。舌苔薄而色泽淡红，显示出健康的体征。

养生建议

平和体质的人，应当遵循适度的养生原则。在饮食方面，不可过量进食而致饱腹感过强，因为过量进食不仅会加重肠胃的负担，还可能引发消化不良等问题；同时，也不应让自己饥饿难耐，因为长时间的饥饿状态同样会对身体造成损害，可能导致血糖过低、营养不良等后果。此外，他们还需要特别注意避免冷食与过热食物的摄入，因为过冷或过热的食物都可能刺激胃黏膜，影响消化系统的正常功能。

在食物的选择上，平和体质的人应倾向于食用五谷杂粮和新鲜蔬果。五谷杂粮富含膳食纤维和多种微量元素，有助于促进肠道蠕动，维持消化系统健康；新鲜蔬果则富含维生素、矿物质和抗氧化物质，能够增强免疫力，预防疾病。同时，他们应减少对油腻及辛辣食品的依赖，因为这些食物往往刺激性较强，长期大量摄入可能会对身体造成不良影响。

在运动方面，平和体质的人宜选择温和适度的锻炼方式。适度的运动可以促进血液循环，增强心肺功能，提高身体的整体代谢水平。然而，他们需要避免强度过大的活动，因为过度的运动可能会消耗过多的体力，导致身体疲劳，甚至可能引发运动损伤。对于老年人而言，散步与打太极拳是颇为适宜的养生运动。散步不仅可以促进身体的血液循环，还能缓解精神压力，调节心情；打太极拳则是一种结合了呼吸、意念和运动的养生方式，有助于增强身体的柔韧性和协调性，提高老年人的生活质量。

气虚体质养生

气虚体质的表现

体型偏瘦或偏胖，面色泛黄或苍白无华，眼神缺乏光彩，口中感觉乏味，嘴唇苍白无色。说话声音低微且缺乏自信，性格倾向于内向，不擅长言辞交流。容易出汗，尤其在活动时出汗更多，身体容易感到疲倦且记忆力减退。舌质淡白，舌苔薄白，脉象显得虚弱无力。

养生建议

气虚体质的人应当遵循规律的生活方式，选择低强度但多次数的运动，避免高强度的运动或导致大量出汗的活动，主推柔和的运动形式，例如散步和打太极拳等。在日常生活中，可以通过按摩或艾灸足三里穴来增强脾胃功能，促进身体健康。

在饮食方面，气虚体质的人应多摄入具有益气健脾功效的食物，如白扁豆、香菇、大枣、桂圆和蜂蜜等。此外，中药材如人参、黄芪、山药、莲子和茯苓等也是气虚体质人群的良好选择，可以帮助增强体质。

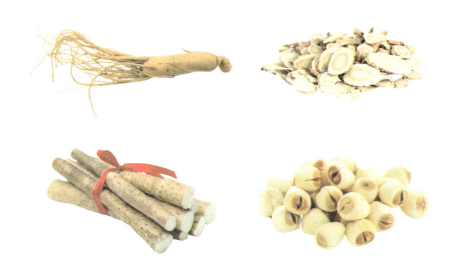

阳虚体质养生

阳虚体质的表现

体型白胖，或面色苍白，常感疲倦，偏好温暖而畏惧寒冷，手脚易冷，小便清澈且量多，大便时而稀薄，唇色淡，容易出汗，脉象沉而乏力，舌淡胖。

养生建议

阳气不足者情绪易受影响，需善于调节情感，减少不良情绪。此类体质对寒暑变化适应力弱，易畏寒。冬季应保暖避寒，春夏则需培补阳气。避免露宿、直吹风扇及久处阴凉过道，以防夏季"风痹"病。

为了有效改善体质，阳气不足者应坚持进行体育锻炼，遵循"动则生阳"的原则，通过运动激发体内阳气。建议每日进行1~2次适度锻炼，如散步、慢跑、打太极拳等，这些运动既能促进血液循环，又能增强体质。此外，他们还可以尝试日光浴和空气浴，让身体充分吸收自然界的阳气与清新空气，进一步提升身体机能。

在饮食方面，阳气不足者应以甘温益气的食物为主，如富含热量的牛肉、羊肉、狗肉，具有温补作用的葱、姜、蒜、花椒等，以及营养丰富的鳝鱼、韭菜、辣椒等。同时，应尽量减少生冷寒凉食物的摄入，如黄瓜、藕、梨、西瓜等寒性食物，以免进一步损伤阳气。

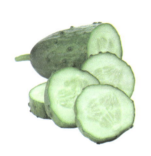
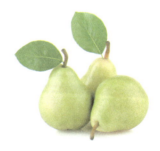
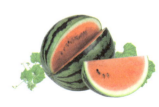

阴虚体质养生

阴虚体质的表现

体型瘦长，面色偏红或颧部泛红，肤色苍白或带有赤红。睡眠质量较差，容易失眠和感到心烦意乱。常有口燥咽干的感觉，偏好冷饮，嘴唇微红且偏干。手足心易发热，大便偏干或秘结，小便短赤。脉细弦或数，舌红且少苔，有时甚至无苔。

养生建议

阴虚体质者性情急躁易怒，源于阴虚火旺。建议加强自我修养，通过练书法、下棋、旅游等方式陶冶情操，多听舒缓的音乐，以防恼怒。此类体质者常手足心热，畏热喜凉，夏季尤需注意避暑，秋冬季节宜养阴。

在运动方面，阴虚体质者不宜选择过于激烈的项目，以免过度消耗体内阴液。相反，他们应着重于调养肝肾功能，选择一些轻柔且能促进气血流通的运动，如太极拳、八段锦等。这些运动不仅能够增强体质，还能有效调和阴阳，改善阴虚火旺的状况。在进行锻炼时，他们还需注意控制出汗量，避免因大量出汗而进一步损耗阴液，同时要及时补充水分。

在饮食上，阴虚体质者应遵循清淡的原则，多食用一些具有滋阴润燥功效的食物，如芝麻、糯米、蜂蜜等，以及富含水分的蔬果、豆腐、鱼类等。粥类是阴虚体质人群的理想选择，如沙参粥、百合粥、枸杞子粥、桑葚粥、山药粥等，不仅能够提供丰富的营养，还能有效缓解阴虚火旺带来的不适。同时，他们应避免食用辛辣燥烈的食物，如葱、姜、蒜等，以免加重阴虚症状，影响身体健康。

痰湿体质养生

痰湿体质的表现

体型肥胖，肌肉松弛，面色淡黄，但肤色白滑。这类人偏好肥甘食物，常感精神不振、身体沉重，懒惰嗜睡。口中常感觉黏腻，有时大便稀溏。脉象濡滑，舌体胖大，舌苔滑腻。

养生建议

痰湿体质者应长期坚持体育锻炼，通过运动来调理身体，增强体质。适合的运动项目多样，包括但不限于散步、慢跑、球类运动、武术、八段锦及各种舞蹈等。这些运动不仅可以帮助消耗多余的脂肪，减轻体重，还能促进气血运行，加速新陈代谢，有助于排出体内的湿气。

在进行体育锻炼时，痰湿体质者应注意活动量逐渐增加，不要开始就进行过于剧烈的运动，以免造成身体负担。通过逐渐增加运动量，可以提升身体的整体代谢水平，进一步改善痰湿体质。

此外，痰湿体质者在日常生活中应避免长时间处于潮湿环境中，以免加重体内的湿气。在阴雨季节，要特别注意防湿邪的侵袭。衣着方面，应选择透气散湿的材料，保持身体干爽舒适。同时，常晒太阳也是很好的祛湿方法，阳光中的紫外线有助于杀灭细菌，促进身体新陈代谢。

在饮食方面，痰湿体质者应注意少食肥甘酒饮，这类食物往往热量高、湿气重，容易加重痰湿症状。避免过饱也很关键，以免给脾胃带来过重的负担。应多吃一些具有健脾利湿、化痰祛湿功效的食物，如白萝卜、紫菜、洋葱、白扁豆、薏苡仁、赤小豆等。这些食物不仅营养丰富，还能帮助身体排出多余的湿气，改善痰湿体质。通过综合调理,痰湿体质者可以逐渐改善身体状况，提升生活质量。

湿热体质养生

湿热体质的表现

体型肥胖，脸色黄暗油腻，头皮出油，伴有口干口臭。胃腹部有饱胀感，大便黏腻，小便色黄。情绪易急躁、烦躁，且易感倦怠。男性可能出现阴囊潮湿，女性则带下增多。舌质偏红，苔黄腻，脉象滑数。

养生建议

湿热体质的形成，往往与不良的饮食习惯有着密切的关系。长期摄入过多油腻、重口味的食物，以及不规律的饮食方式，都可能导致体内湿热蕴积。因此，对于湿热体质的人来说，调整饮食结构是改善体质的关键。

在日常饮食中，应以清淡为主，尽量减少辛温助热食物的摄入。这类食物包括辣椒、狗肉、牛肉、羊肉及酒类等，它们容易加重体内的湿热症状。应多吃一些甘寒清腻、有助于化湿的食物，如赤小豆、绿豆、薏苡仁、莲子、冬瓜、苦瓜等。这些食物能够清热解毒、利湿排脓，有助于调节体内的湿热平衡。

湿热体质的人还需避免久处潮湿炎热的环境，衣着宽松，保证充足睡眠，减少熬夜。多参加运动，如中长跑、游泳、打球、练武术等，以排湿去热。同时，培养良好性格，稳定情绪，避免烦恼。

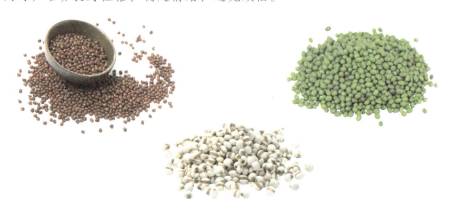

血瘀体质养生

血瘀体质的表现

　　身形瘦长，面部有斑，眼眶暗黑，面色暗沉无华，嘴唇颜色偏淡紫，相较于常人，更易受外伤并出现瘀血现象。皮肤干燥，大便干硬，观察舌头可见颜色紫暗或带有瘀斑，脉象则表现为细涩不畅。

养生建议

　　血瘀体质者，其身体内部血液循环不畅，容易导致气血瘀滞，从而引发一系列健康问题。因此，对于血瘀体质的人来说，保持乐观的情绪尤为重要。愉悦的心情能够促进气血的顺畅流通，有助于改善体质，减轻血瘀带来的不适。相反，如果长期处于苦闷忧郁的状态，会进一步加重血瘀，影响身体健康。

　　除了情绪调节外，血瘀体质者还需要保证充足的睡眠，但同时也要避免过度安逸的生活方式。适当的休息和睡眠能够帮助身体恢复精力，但过度安逸则可能导致气血运行不畅，加重血瘀症状。因此，血瘀体质者应该根据自己的身体状况，合理安排作息时间，既要保证充足的睡眠，又要避免长时间卧床不起。

　　在运动方面，血瘀体质者应该多做有益心脏血脉的运动。这些运动能够促进全身的血液循环，加速气血运行，从而改善血瘀体质。例如，舞蹈、太极拳、八段锦等都是非常适合血瘀体质者的运动方式。

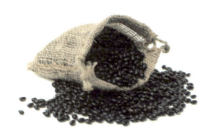

　　在饮食方面，血瘀体质者应该多摄入一些能够活血散结、疏肝解郁的食物。这些食物包括黑豆、海藻、海带、萝卜、山楂等。这些食物都具有很好的活血化瘀作用，能够帮助改善血瘀体质。同时，血瘀体质者还应该减少肥猪肉等油腻食物的摄入，以免加重血瘀症状。

气郁体质养生

气郁体质的表现

体型或消瘦或偏胖，面色苍暗或萎黄。性格内向，沉默寡言，情绪时而急躁易怒，时而忧郁。常感口干口苦，易失眠，大便干燥，小便量多。舌淡红，苔白，脉象弦。

养生建议

气郁体质者往往性格较为内向，情感细腻而敏感，容易陷入抑郁情绪之中。面对这样的体质特点，主动寻求快乐，积极调整心态显得尤为重要。在日常生活中，气郁体质者应多参与社会活动、集体文娱活动，注意培养开朗性格。

体育锻炼对于气郁体质者来说同样不可或缺。加强体育锻炼不仅能够增强体质，提高身体的抵抗力，还能在运动的过程中释放压力，调节情绪。跑步、登山、游泳等都是很好的选择，这些运动能够让人在大自然中呼吸新鲜空气，享受运动的乐趣，同时促进身体的气血循环，缓解气郁症状。

在饮食方面，气郁体质者可适量饮酒，以活动血脉，提高情绪。但需注意，饮酒应适量，过量则有害健康。此外，多食用一些行气食物，如橙子、荞麦、韭菜、大蒜等，也有助于改善气郁体质。这些食物具有行气解郁的功效，能够促进身体的血液循环，缓解气郁带来的不适。

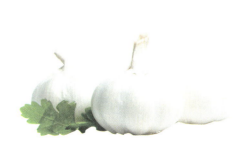

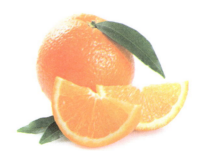

特禀体质养生

特禀体质的表现

特禀体质又称生理缺陷或易过敏体质，以生理缺陷、过敏反应为主要特征。其表现多样，如经常无故鼻塞、打喷嚏、流鼻涕，易患哮喘，对药物、食物、气味、花粉等过敏；或皮肤易起荨麻疹，常因过敏出现紫红色瘀点、瘀斑。

养生建议

特禀体质者饮食宜清淡均衡，粗细、荤素搭配合理，避免食用蚕豆、牛肉、虾蟹等易过敏食物及辛辣之品。

居住环境对特禀体质者同样至关重要。为了保持室内空气的清新与卫生，应定期开窗通风，确保空气流通。被褥等床上用品应经常清洗晾晒，以去除可能存在的尘螨等过敏原。新装修的房屋往往含有较高的甲醛等有害物质，应避免立即入住。

在作息方面，特禀体质者应养成规律的作息习惯，保证充足的睡眠时间，以维持身体的正常生理机能。

积极锻炼也是增强体质、提高免疫力的有效途径。特禀体质者应根据自己的身体状况选择合适的锻炼方式，如散步、慢跑、瑜伽等。在锻炼过程中，应特别注意保暖措施，尤其是在天气寒冷时，要防止因受凉而引发过敏反应。

此外，春季是花粉传播的高峰期，对于花粉过敏的特禀体质者来说，应尽量减少室外活动，或采取佩戴口罩等防护措施，以降低过敏风险。